Edmond Schoorel

WÄRME
und ihre Bedeutung
für das heranwachsende Kind

Edmond Schoorel

WÄRME

**und ihre Bedeutung
für das heranwachsende Kind**

Urachhaus

Die Originalausgabe erschien 2014 unter dem Titel
Warmte. Het belang van warmte voor het opgroeiende kind
im Verlag Uitgeverij Christofoor / Zeist.

ISBN 978-3-8251-7917-5

3. Auflage 2020
Erschienen im Verlag Urachhaus
www.urachhaus.com

Inhalt

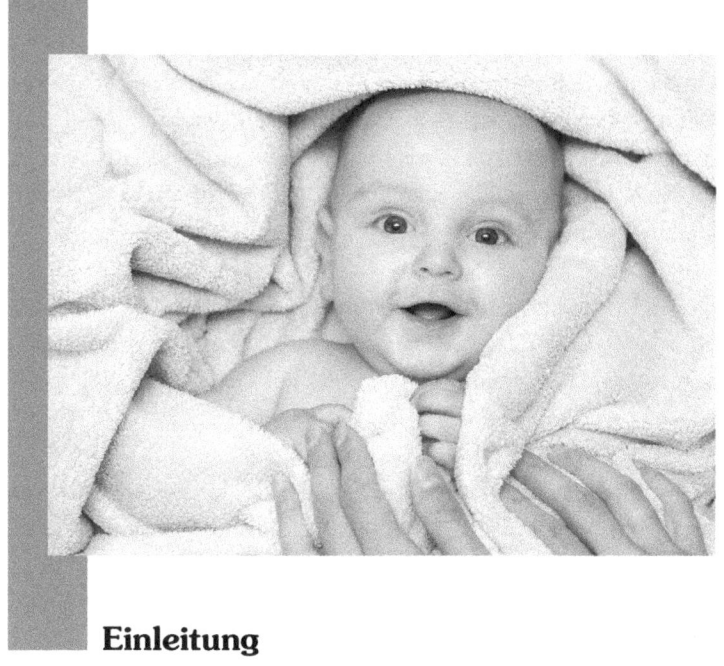

Einleitung

Die Wärme zu pflegen, ist einer der wichtigsten Aspekte in der Erziehung – und das nicht nur in Bezug auf die körperliche Wärme. Eltern, die ihr Kind mit Wärme, Achtsamkeit und Zuneigung erziehen, sind gespannt darauf, was einmal aus ihm werden wird. Sie haben begriffen, dass das Aufwachsen in einer von Wärme geprägten Atmosphäre ihrem Kind dazu verhelfen wird, künftig sich selbst und seinem Umfeld gegenüber achtsam und voller Zuneigung und Offenheit begegnen zu können.

Die meisten Eltern möchten ihr Kind so erziehen, dass es in seinem Leben alles tun kann, um sich selbst und seine individuellen Pläne zu verwirklichen. Natürlich gibt es auch andere wichtige Ziele. Beispielsweise, dass es gesund bleibt und glücklich wird, genug Geld verdient und seine Talente entwickeln kann. Doch letztlich ist es den meisten Menschen doch wichtig, dass ihr Kind einmal in der Lage sein wird, das verwirklichen zu können, wozu es gekommen ist. Wir können es auch so formulieren: Wir hoffen, dass das Kind Ich-Kraft entwickelt.

Und genau dafür ist die Wärme von ganz besonderer Bedeutung. Denn das Ich entwickelt sich in und dank der Wärme. In der Erziehung können wir Einfluss auf die Wärme nehmen. Wenn wir gut für die Wärme sorgen, machen wir es dem Ich des Kindes leichter. Und das sollten wir tun.

Dieses Buch über die Wärme enthält sowohl Fakten als auch Hintergründe. Ich hoffe, Sie werden nach der Lektüre sagen: »Wie schön, ich wusste nicht, dass so viel mit der Wärme verbunden ist.«

Wärme ist ein besonderes Thema. Wärme durchdringt alles, sie sorgt dafür, dass wir sind, und dafür, dass die Erde besteht. Wärme ist etwas anderes als Hitze, die versengende Glut des Feuers. Wenn es keine Wärme mehr gibt, bleibt die Kälte übrig. Dann wird alles still, das Leben endet, der Spaß ist vorbei.

Wenn ich an Wärme denke, sehe ich einen Gasthof vor mir, an dessen Kaminfeuer wir nach einem schönen, kalten Weihnachtsspaziergang gelandet sind. Der Raum hat etwas angenehm Rauchiges. Die Wärme macht uns träge, der Kakao mit Schlagsahne satt und zufrieden. Sogar die Kinder sind für einen Moment ganz still, sie brauchen keine Zänkerei mehr, die Spitzfindigkeiten verfliegen. Das Gespräch beschränkt sich auf ein genießendes »Hmm« und andere Formen des Schweigens.

Oder ich denke an einen geschützten Platz in der Aprilsonne. Zum ersten Mal nach den kalten Wintermonaten wärmt die Sonne uns wieder.

Wir schließen die Augen und spüren die wohltuende Wärme. Durch die geschlossenen Augen nehmen wir das Licht des Frühlings wahr. Neues Leben kündigt sich darin an. Schon bald werden die Bäume, Pflanzen und Büsche wieder in voller Blüte stehen. Dank der Sonne.

Ein anderer mag bei Wärme vielleicht an ein warmes Bad nach einem turbulenten Tag denken. Der Lavendelduft des Badeöls verstärkt die glückliche, sommerliche Zufriedenheit. Entspannung breitet sich aus: Jetzt heißt es aufpassen, dass ich nicht in der Badewanne einschlafe. Habe ich heute Abend noch etwas vor? Ich glaube nicht. Herrlich!

Oder an eine Dünenwanderung an einem sommerlichen Sonntag. Der Sand reflektiert die Wärme der Sonne, sodass die Wärme von allen Seiten zu kommen scheint. Der Duft des Kiefernharzes passt auf wunderbare Art in dieses Wärmebad, er weitet die Gedanken, die durch die Wärme ohnehin nicht sehr klar waren. Unser Körper bemüht sich, die eigene Wärme wieder abzugeben, wir schwitzen und schmecken das Salz auf den Lippen. Wie herrlich ist es dann, das Meer zu erreichen, wo die Wellen uns umspülen und uns abkühlen. Ein frischer Wind geht mit der Brandung einher, und der nasse Sand reflektiert die Sonne viel weniger als der trockene Sand der Dünen.

Jeder kann diesen Beispielen seine eigenen Wärmeerfahrungen hinzufügen. Und das sollte er auch tun. Die Dufterinnerung kann unserem Gedächtnis dabei helfen. Wärme löst den Duft, und Dufterinnerungen sind eine große Hilfe zum Öffnen der Tore zu unserem Gedächtnis. Unsere eigenen Wärmeerinnerungen können uns dabei unterstützen, die nun folgenden Ausführungen zur Wärme nachzuvollziehen und zu würdigen.

Der Begriff Wärme birgt viele Bedeutungen in sich. Wir benutzen das Wort »warm« im wörtlichen (*warmer Kakao*) wie im übertragenen Sinn (*ein warmer Blick*). Im folgenden Teil dieses Buches versuche ich, die verschiedenen Bedeutungen des Begriffs Wärme in eine Ordnung zu bringen.

Ich folge dabei der Einteilung, die in der Anthroposophie als Viergliedrigkeit bezeichnet wird. Nicht, dass es nötig zum Verständnis des Textes wäre, doch der Leser erfährt so, woher diese Einteilung stammt. Wer sich eingehend mit der Viergliedrigkeit beschäftigen möchte, findet dazu weitere Anregungen in dem Text auf Seite 12f. und im Kapitel über den Wärmeorganismus.

Das Motto für die Entwicklung des Kindes heißt:
Zuerst in den Leib, dann in die Welt.

Dieses Motto erweist sich als sehr brauchbar: Ein Kind, das auf die Erde kommt, muss sich zuerst mit seinem Körper verbinden. Dann hat es eine gute Ausgangsposition, um ohne Angst und Scheu in die Welt zu gehen. Auch zum Thema Wärme passt dieses Motto. Um in den Leib hineinzukommen, ist Wärme notwendig, und um der Welt zu begegnen, ebenfalls. Ich hoffe, dass ich das zeigen kann.

Wie anfangs bereits ausgeführt, gibt es für das Kind nur eine einzige Brücke, um auf die Erde zu kommen und dort das zu tun, wofür es gekommen ist. Diese Brücke ist die Wärme. Wir können vielfach beobachten, dass Eltern ihr Bestes tun, ihrem Kinder gut zu essen zu geben und sie liebevoll und konsequent zu erziehen. Wir sehen aber auch, dass dieselben Eltern oft keine Vorstellung von der Bedeutung der Wärme für die Erziehung haben. Und eigentlich ist es so leicht!

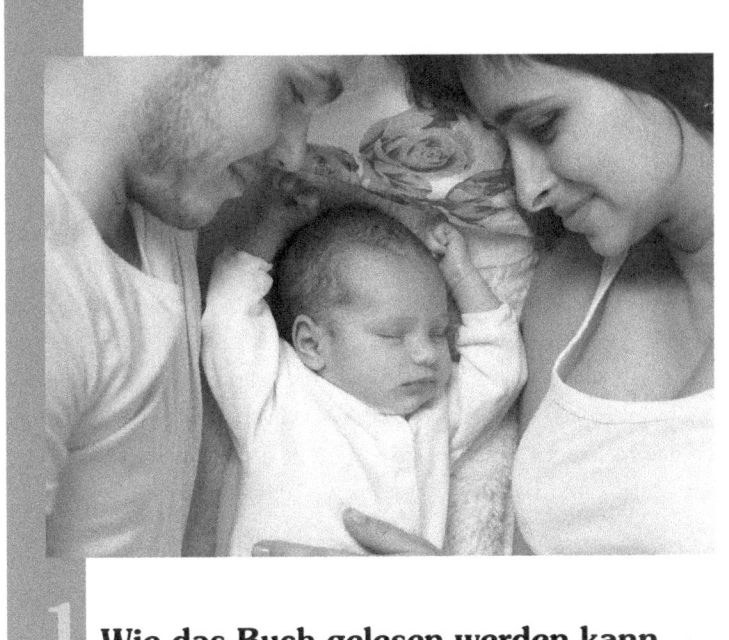

1 Wie das Buch gelesen werden kann

Man kann an das Buch auf unterschiedliche Arten herangehen. Liest man den Text in einem Zug vom Anfang bis zum Ende durch, braucht man zwei Abende dazu. Man hat die Bedeutung der Wärme für den Organismus und für die Entwicklung von Kindern kennengelernt. Man hat genug gelesen, um das so Erfahrene auch praktisch in der Erziehung und Versorgung von Kindern anzuwenden. Oder man liest lediglich die mit einem grauen Balken markierten Texte. Dann fehlt der inhaltliche Zusammenhang, denn man pickt sich sozusagen die Rosinen heraus. Die Rahmentexte sollen Erläuterungen und inhaltlichen Hintergrund zu den Themen bieten, die im Text behandelt werden.

Man kann auch die Rahmentexte weglassen. Dann liest man eine durchgehende Geschichte über die Hintergründe und die Bedeutung von Wärme.

Man kann sich aber auch sehr gut zuerst ein einzelnes Kapitel vornehmen, für das man sich zufällig interessiert. Man fragt sich beispielsweise, was es mit Fieberkrämpfen auf sich hat. Das ist nachzulesen auf Seite 47. Will man später mehr über die Hintergründe erfahren, so liest man die eher allgemein gehaltenen Teile des Textes.

Zum Aufbau des Buches: Nach der jeweiligen Einleitung folgt ein praktisches Beispiel. Hier werden die vier Ebenen der Wärme erklärt und mit Beispielen erläutert. Vielleicht ist Fieber der Grund, dieses Buch zur Hand zu nehmen. Das Phänomen Fieber wird im vierten Kapitel behandelt, begleitet von Hinweisen für den Umgang mit Fieber. Der letzte Teil des Buches handelt von der Aufgabe des Lesers als Erzieher. Hier geht es darum, wie man die vier verschiedenen Ebenen der Wärme ausbilden kann.

 ## Viergliedrigkeit

Im heutigen Entwicklungsstadium der Erde und des Menschen (es gab frühere Stadien, und andere werden folgen, s. Literatur: Steiner 2013) kann man Entwicklungsprozesse am besten aus vier Grundprinzipien heraus beschreiben. Ein Beispiel aus dem täglichen Leben: Man hat eine Idee, man entwirft einen Plan, man regelt die Voraussetzungen, um den Plan umsetzen zu können, und man führt ihn aus.

■ Die *Idee* ist die erste Ebene. Sie weckt unsere Begeisterung. Um die Idee umzusetzen, überlegt man, was dazu nötig ist.

■ Man entwirft einen *Plan*, die zweite Ebene. Da begegnet man den Widerständen gegen die Ausführung des Plans.

■ Man sorgt dafür, dass diese Widerstände der eigenen Idee *nicht im Wege stehen*. Das ist die dritte Ebene.

■ Schließlich bringt man seine Idee in der Realität zur *Ausführung*, sie »landet«, wird auf die Erde gebracht. Das ist die vierte Ebene.

Auch in der Physiologie des Menschen ist die Viergliedrigkeit wichtig. Das bekannteste Beispiel für die Viergliedrigkeit des Menschen sind vielleicht die vier Elemente. Allerdings sind hier nicht Erde, Wasser,

Luft und Feuer im gewöhnlichen Sinne des Wortes Aggregatzustände, wie wir es in der Schule gelernt haben: das Feste, das Flüssige, das Gasförmige.

■ »Erde« ist der Begriff, der für bestimmte Qualitäten steht, für das, was trägt, was unveränderlich ist, sich nicht so einfach verbindet und verändert.

■ »Wasser« ist der Begriff, der die Qualitäten Beweglichkeit, Anpassung, Schwere, Oberflächenbildung repräsentiert.

■ »Luft« steht für die Qualitäten: alles durchdringen, Raum bieten, sich ausbreiten, Leichtigkeit.

■ »Feuer« enthält als Element die Qualitäten: einen Anfang machen, Initiative für Neues ergreifen, Impulse geben, alles an sich heranziehen.

Die vier Elemente sind Qualitäten, die einen Menschen formen und sein Verhalten bestimmen. Bei Kindern bestimmen diese vier Elemente sein »Temperament«. Wenn die Erde eine große Rolle spielt, nennen wir ein solches Kind *melancholisch*, wenn das Waser die Hauptrolle spielt, nennen wir es *phlegmatisch*, wenn die Luft durch alles hindurchbläst, nennen wir es *sanguinisch*, wenn es vom Feuer bestimmt wird, nennen wir es *cholerisch* (s. Literatur: Steiner 2012).

Als Menschen brauchen wir alle Elemente. Jedes Element hat seinen eigenen »Arbeitsplatz« im menschlichen Organismus. Der Arbeitsplatz des Erd-Elements ist der physische Körper, der Arbeitsplatz des Wasserelements ist der Körper, in dem sich alle chemischen Prozesse abspielen. Wir können ihn den »Lebensleib« nennen. Das Luft-Element hat seinen Arbeitsplatz in dem Teil des Körpers, in dem es sich um Beweglichkeit, um Gefühle handelt. Wir können ihn »Seelenleib« nennen. Das Element Feuer fühlt sich in dem Arbeitsbereich der Begeisterung wohl, der Intentionalität und der Moralität. Wir können ihn den »Ich-Körper« nennen.

Wir sprachen davon, dass eine Idee »landen« muss. Dabei geht es also vom »Feuer« zur »Erde«, vom Ich zur physischen Realität. ▬▬▬▬

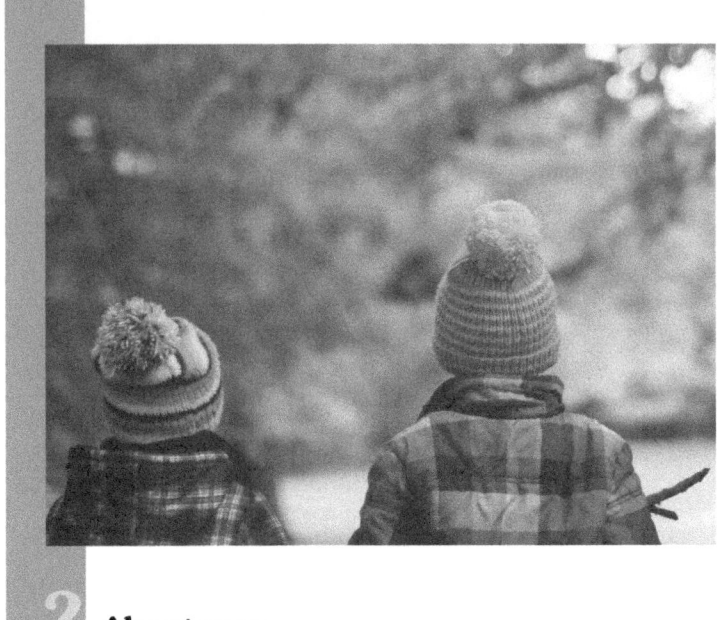

2 Abenteuer

In einem fiktiven Beispiel lernen wir vier unterschiedliche Formen von Wärme kennen.

Es ist ein grauer Tag, vielleicht wird es sogar regnen. Es ist frisch für die Jahreszeit. Florian lümmelt auf der Couch. Keiner der Vorschläge seiner Mutter kommt bei ihm an. Er hat einfach keine Lust, Lego zu spielen, seinen Freund anzurufen, die leeren Flaschen wegzubringen, schon mal die Hausaufgaben für Montag zu machen, seiner Mutter in der Küche zu helfen, den Fahrradschlauch seiner Schwester zu flicken. Schon der Gedanke macht ihn müde. Eigentlich ist er bereits todmüde, ohne etwas getan zu haben. Er langweilt sich, und er hat noch nicht herausgekriegt, ob es das ist, was er will: sich langweilen. So einen Tag kannst du vergessen. Wer will überhaupt in dieser Gegend leben, wo es immer nur kalt und grau ist!

Es klingelt an der Tür.

»Machst du eben auf?«, bittet Mama.

»Nee, keine Lust«, murmelt Florian.

»Es ist jemand für dich«, ruft seine Mutter.

Bert steht in der Tür. Er merkt wohl gar nicht, dass Florian schlechte Laune hat. »Du darfst mit, wir bauen ein Floß aus Baumstämmen und Blechdosen und Seilen. Mein Vater bringt uns zum Bach, wir kriegen einen Picknickkorb mit.«

Florian zögert noch. »Bei diesem Wetter?«, denkt er.

»Carl und Finn kommen auch mit. Ich hab eine Zeichnung gemacht, wie es werden soll. Wir spannen ein Segel aus und fahren den Bach runter bis zur Brücke, da holt mein Vater uns wieder ab. Hast du noch einen Stock im Schuppen für den Mast?«

Zwei Stunden später feiern die vier Jungs, dass sie ihr Floß fertig haben. Zwischendurch haben sie gestritten, und sie haben sich wieder vertragen. Finn hatte die besten Ideen gehabt, und Florian konnte am besten die Leinen befestigen. Er hat rote Backen vor Anstrengung bekommen, und seine Augen strahlen. Jetzt möchte er erstmal was essen. Die anderen wollen eigentlich sofort losfahren, aber das ist nichts für Florian. Er braucht erst was in den Magen. Also los, schnell ein wenig essen und trinken. Berts Mutter hat gut vorgesorgt. Sie kauen ihre Butterbrote; die Äpfel, die sind später dran.

Inzwischen scheint die Sonne. Es ist nicht viel Wind, aber das Segel sieht schön aus. Das Paddel von Carls Kanu dürfen sie abwechselnd benutzen. Wieder zwei Stunden später findet Berts Vater vier klatschnasse, müde Jungs an. Unendlich zufrieden sind sie mit diesem abenteuerlichen Tag und brauchen jetzt eine warme Dusche.

Wärme-Ebenen

Wir suchen die vier Wärme-Ebenen auf und beginnen mit dem Endergebnis: zufriedene Kinder, die etwas erlebt haben, die ihren Stoffwechsel und ihre Muskeln gebraucht haben, die sich begegnet sind in ihren jeweiligen Qualitäten und Ungeschicklichkeiten und trotz der Nässe herrlich warm geblieben sind.

Womit hat alles angefangen? Von Florian aus gesehen mit der Türklingel. Oder eigentlich mit Berts Frage nach dem Stock für den Mast. Florian ist aus seiner öden Stimmung geweckt worden; plötzlich hat er es vor sich gesehen. Er konnte seine Rolle in dem Plan erkennen und sich dafür begeistern. Das ist die erste Ebene: *Die Wärme der Begeisterung*. Die erwärmt dich, noch bevor du einen Schritt getan hast.

Dann beginnt das Abenteuer. Die vier Jungen begegnen sich, ärgern sich über einander, streiten und vertragen sich, entdecken, worin die anderen gut sind. Das ist die zweite Ebene. Die Wärme, die in der *Begegnung* entsteht. Das kann Sympathie sein, aber auch Reibungswärme. Sie arbeiten sich kaputt, die vier Jungs. Sie setzen ihre Muskeln ein und verbrauchen Energie.

Zum Glück besaßen sie einen ordentlichen Vorrat an *Energie*, unter anderem in ihrer Leber. Wenn sie den verbraucht haben, wird ihr Körper müde und matt. Sie merken es nicht sofort, aber sie brauchen etwas zu essen. Dann geht es wieder. Das ist die dritte Wärme-Ebene. Technisch ausgedrückt, ist das der Energiehaushalt. Damit ist der gesamte Prozess gemeint, den man braucht, um für sein Tätigsein genügend Energie und Kraft zu haben.

Die vierte Ebene ist die physische, *messbare Wärme*, die bei dem einen Jungen durchaus anders sein wird als bei dem anderen. Ob die eigene Körpertemperatur bei Anstrengung steigt und sich in Ruhelage senkt, hängt sehr von der Veranlagung ab. So verliert jemand mit einer kräftigen Speckschicht seine Wärme weniger schnell als ein magerer Mensch.

Die vier Wärme-Ebenen

Begeisterung	Ich
Begegnung	Seele
Energie	Leben
Temperatur	Körper

Diese vier Wärme-Ebenen lassen sich zwar gut voneinander unterscheiden, aber sie beeinflussen sich auch gegenseitig. Begeisterung wirkt auf dem Weg über Seele und Stoffwechsel bis in die körperliche Ebene. Wenn man friert, ist es sehr schwierig, sich für etwas zu erwärmen. Wenn man erschöpft ist, ist es schwierig, die Temperatur konstant zu halten. Wenn man die Neigung hat, Begegnungen aus dem Weg zu gehen, wird es mühsam sein, die eigenen Pläne oder die anderer zu realisieren.

Bis hierher ist der Weg vom Funken der Begeisterung bis in die körperlichen Prozesse beschrieben. Mit dem Ergebnis: ein segelndes Floß. Es ist der Weg vom Feuer zur Erde.

Eigentlich ist es komplizierter, man kann es nämlich auch umdrehen. Die ganze Geschichte fängt auch beim Endergebnis an. Ohne ein Ende gibt es keinen Anfang. Es gibt »etwas« in der Zukunft, das wie ein Magnet alles an sich heranzieht, was nötig ist, um es geschehen zu lassen. Vom Beispiel des Floßes aus gesehen, müsste man es so beschreiben:

Bert hatte in einem Buch von vier Jungen gelesen, die ein Floß gebaut haben. Er wusste, dass es möglich sein müsste. Die Vorstellung vom Endergebnis – vier triumphierende Freunde, die das tobende Wasser bezwingen –, setzte in ihm und seinen drei Kumpeln Energie frei, die Frustration zu ertragen und die Begeisterung zu behalten. Das physische Endergebnis bestimmt den Prozess.

»Und was nützt uns eine solche Geschichte?«, mag sich mancher jetzt fragen.

Nun, wenn es darum geht, Pläne auszuführen, ist es gut, den Zusammenhang zwischen beispielsweise dem Energiehaushalt und der Begeisterung zu kennen. Dieses Wissen kann man in der Erziehung anwenden. Wir kommen darauf noch zurück.

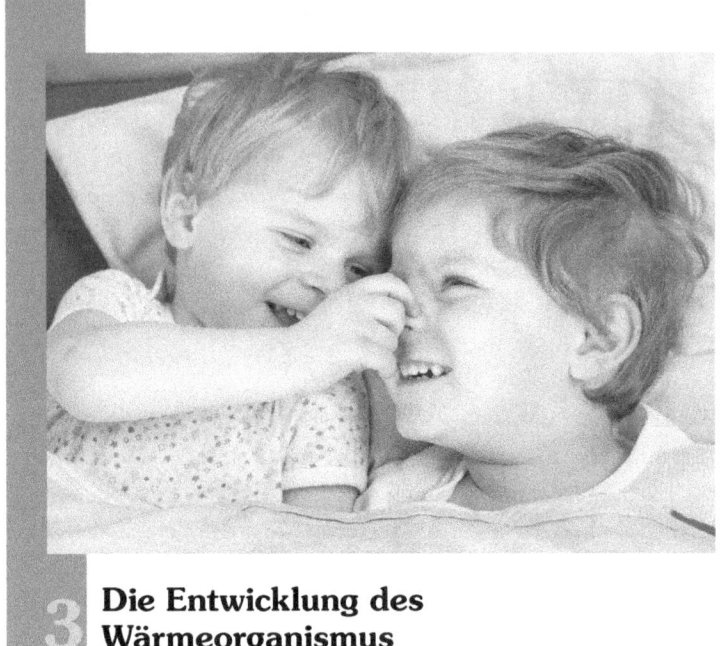

3 Die Entwicklung des Wärmeorganismus

Aus dem bisher Dargestellten wurde deutlich, dass jeder Mensch einen Wärmeorganismus hat. Damit ist gemeint: ein zusammenhängendes Ganzes von Reaktionen, wobei Erwärmung und Abkühlen einander abwechseln. Wie oben schon beschrieben, unterscheiden wir in diesem Wärmeorganismus vier Ebenen voneinander. In diesem Abschnitt soll nun besprochen werden, wie der Wärmeorganismus sich im Laufe der Kindheit entwickelt. Bei allen Aspekten des Wärmeorganismus geht es um das Ich des Menschen: um dessen Möglichkeiten des Handelns, Dinge zu tun, die zu seinem Menschsein gehören.

Wärmeorganisation = Ich-Organisation

Der Wärmeorganismus wird auch als Ich-Organisation bezeichnet. Damit wird auf einen Aspekt der Viergliedrigkeit verwiesen, wie sie im ersten Rahmentext dargestellt wurde. Das Ich des Menschen ist auf den Wärmeorganismus angewiesen, um funktionieren zu können. Und die Seele des Menschen ist auf den Luftorganismus angewiesen, das Leben auf den Wasserorganismus und das physische Dasein auf festen Stoff. An seinem physischen Körper können wir einen Menschen erkennen, die Gestalt ist charakteristisch für ihn. Ebenso persönlich und charakteristisch ist auch die Art, wie der Flüssigkeitsorganismus das Leben erhält. Und für die Art, wie die Luft der Seele dient, gilt dasselbe. Der Wärmeorganismus steht im Dienste des Ich. Wir sprechen hier also vom Individuellsten, das ein Mensch hat: von seinem Ich.

Wir beginnen mit der physischen Wärme, der messbaren Temperatur. Wir wissen, dass ein Ohr-Thermometer einen anderen Wert angibt als ein Haut- oder Rektal-Thermometer. Könnten wir in der Leber oder in der Niere messen, so fänden wir wieder andere Werte. Wir sind also nicht überall gleich warm; es gibt eine Differenzierung der Wärme innerhalb des Körpers.

Außerdem sind die verschiedenen Temperaturen gar nicht einmal konstant. Es ist naheliegend, dass die Hauttemperatur am stärksten von der Außentemperatur abhängig ist. Doch das bemerkenswerteste Phänomen ist die Temperatur-Tageskurve: morgens am Niedrigsten, abends am Höchsten. Eine schöne, regelmäßige Kurve ist sogar ein Indiz für einen gesunden Wärmeorganismus. Der Ursprung der Temperatur-Tageskurve liegt darin, dass sich die Hautblutgefäße im Laufe des Abends und der Nacht öffnen. Sie füllen sich mit Blut und Wärme, wir fühlen uns warm und träge und können einschlafen.

Tagsüber befindet sich das Ich im Körper und führt von dort aus Regie über die Wärmeprozesse und die anderen Vorgänge. In der Nacht ist das Ich außerhalb des Körpers und führt offensichtlich von dort aus Regie über die Körperprozesse.

Bei Säuglingen ist eine solche Temperatur-Tageskurve noch nicht so selbstverständlich, denn sie haben auch noch keinen Schlaf-Wach-Rhythmus, wie viele Eltern von Neugeborenen aus manchmal leidvoller Erfahrung wissen. Das Entstehen eines Schlaf-Wach-Rhythmus geht mit dem Entstehen eines erwachsenen Wärmeorganismus einher.

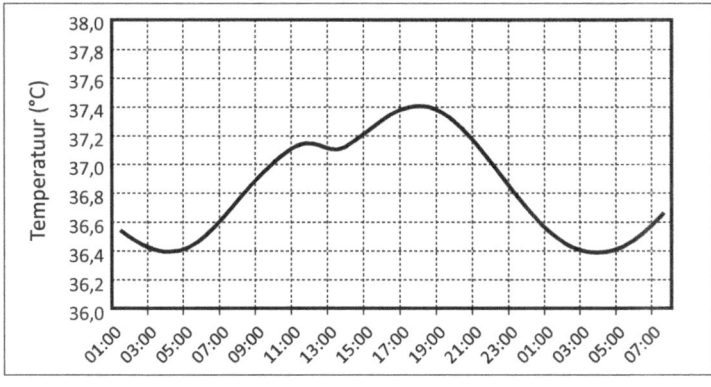

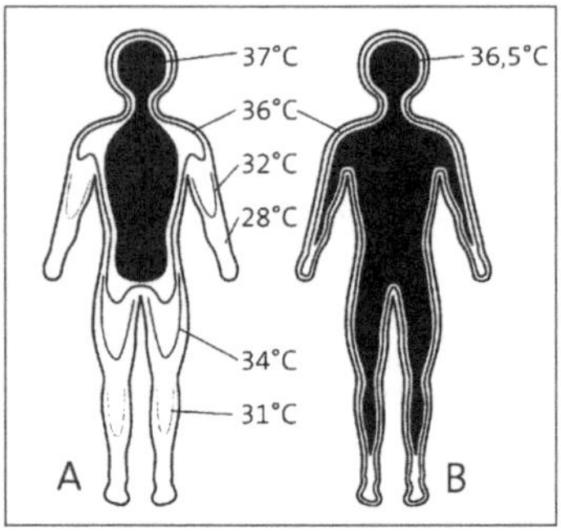

Abbildung 1:
24-Stunden-Temperaturkurve

Abbildung 2:
Die Wärmeverteilung
am Tag und in der Nacht

Einige Zeit vor dem Aufwachen ziehen sich die Hautblutgefäße wieder etwas zusammen. In ihnen ist weniger Blut, und wir fühlen uns kühl und klar. Es gibt also einen Nacht-Modus (B) und einen Tag-Modus (A) im Wärmeorganismus. Dabei spielt das Temperaturzentrum im Gehirn eine wichtige Rolle, unterstützt durch das Melatonin, das Schlafhormon.

Die Wärmeorganisation kann sich also auf zwei Arten manifestieren: Die Peripherie (Haut) ist kühl – tagsüber; die Peripherie ist warm – nachts. Damit wird verständlich, dass das Ich auf zweierlei Arten funktionieren kann: aus dem »Tag-Modus« und aus dem »Nacht-Modus«.

Die erste Ebene: die physische Wärme

In den folgenden beiden Grafiken (S. 22, 23) ist angegeben, wie der Tag-Modus und der Nacht-Modus des Wärmeorganismus sich im Laufe der Jahre entwickeln.

Der Wärmeorganismus entwickelt sich in mehreren Schritten. Die Schritte, die das Kind mit 3 Monaten, mit 3 Jahren und mit 10 Jahren gesetzt hat, werden beschrieben. Dann wenden wir uns dem Wärmesinn zu. Denn das Wahrnehmen unserer eigenen Wärme ist ja die Voraussetzung zur Entwicklung des Wärmeorganismus.

Mit drei Monaten

Nach drei Monaten ist das erste Jahr des Kindes auf der Erde vorbei – vom Beginn der Schwangerschaft an gerechnet. Was merken wir jetzt auf dem Gebiet des Wärmeorganismus? Es gibt eine Regel unter Hausärzten und Kinderärzten, dass Kinder mit Fieber in ihren ersten drei Lebensmonaten bei dem geringsten Zweifel zur Beobachtung ins Krankenhaus gebracht werden müssen. Dass sie dann auch schnell ein Antibiotikum verabreicht bekommen, ist bedauerlich, doch es steht fest, dass für ein Kind in den ersten drei Monaten ein beträchtlich größeres Risiko besteht, an einer schweren Infektion zu erkranken, als später. Diese immunologische Unreife äußert sich unter anderem auch darin, dass ein Kind bei einer Infektion in den ersten drei Monaten noch nicht immer Fieber bekommt. Sein Körper ist offenbar noch nicht so weit, diese Wärme rechtzeitig zu produzieren, oder anders gesagt: den Wärmeregler von 37 °C auf 39 °C umzustellen. Wer sonst als die Ich-Organisation könnte den Wärmeregler bedienen?

Wir hatten schon angesprochen, dass die Ich-Organisation und die Wärmeorganisation eng miteinander zusammenhängen. An diesem Beispiel ist zu sehen, dass auch die Abwehr, die Immunität, mit der Ich-Organisation wie auch der Wärme zusammenhängt.

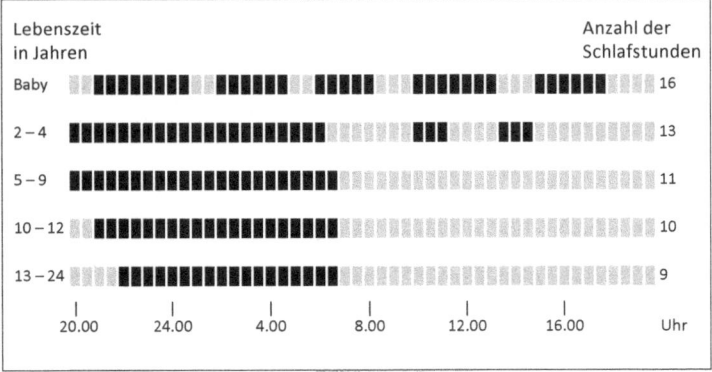

Abbildung 3: Übersicht der durchschnittlichen Anzahl der Schlafstunden innerhalb von 24 Stunden in unterschiedlichen Lebensaltern. Die schwarz gefärbten Kästchen zeigen die Schlafstunden an.

Mit drei Jahren

Abbildung 3 macht deutlich, dass die meisten Säuglinge und Kleinkinder noch keinen, die meisten 6-Jährigen sehr wohl eine 24-Stunden-Tageskurve haben. Erst dann können sie den ganzen Tag lang wach sein. Kleinkinder können noch mitten am Tag wie ein Klotz von einem auf den anderen Moment einschlafen, wenn sie müde sind. Dann übernimmt ganz plötzlich der »Nacht-Modus«. Irgendwann in der Zeit zwischen zweieinhalb und drei Jahren beginnt das Kind üblicherweise, ich zu sich zu sagen. Davor hat es sich selbst noch mit seinem Namen in der 3. Person benannt. Dieser Augenblick, an dem das Kind sich selbst als ein einmaliges Ich-Wesen erlebt, ist der erste wichtige Schritt in der Entwicklung des Ich auf der Erde. Es ist naheliegend, dass in dieser Zeit auch im Wärmeorganismus etwas darauf hinweist, dass das Ich in einer neuen Phase angekommen ist. Vielleicht erkennen Sie eine der folgenden Erscheinungen.

Ziemlich viele Kinder machen um ihren dritten Geburtstag eine Kinderkrankheit durch. Zurzeit sind das vor allem die Windpocken, früher musste man auch Mumps und Masern dazuzählen. Manch-

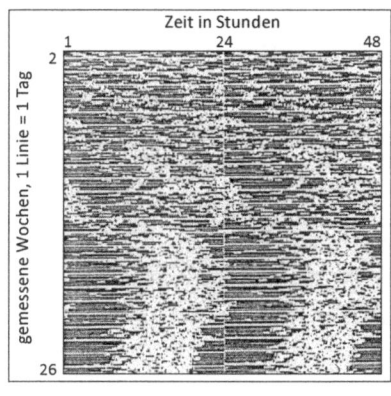

Abbildung 4: Auf der horizontalen Achse ist die Zeit angegeben: 48 Stunden. Auf der vertikalen Achse ist von oben nach unten von der zweiten bis zur 26. Woche mit hellen Punkten angezeigt, wann das Baby wach ist. Man sieht, dass das Muster zu Anfang noch ziemlich willkürlich ist und mit etwa vier Monaten regelmäßig wird.

mal, wenn die Windpocken längst vorbei sind, kommt es zu einer starken Ohren- oder Halsentzündung.

Um diese Zeit wird oft der Mittagsschlaf ein lästiges Thema. Das Kind braucht ihn eigentlich noch, kann dann aber abends nicht gut einschlafen. Wenn es aber seinen Mittagsschlaf nicht bekommt, ist es am Ende des Nachmittags ungenießbar.

Das erste Mal woanders übernachten. Welch ein wichtiger Schritt ist es, wenn sich das Kleinkind zum ersten Mal traut, eine Nacht ohne Papa oder Mama bei Opa und Oma zu verbringen. Dazu ist es nötig, dass einem Kind sein »Ich-Gefühl« nicht mehr nur von seiner Umgebung entgegenstrahlt, sondern dass es sein Ich in sich trägt. Es nimmt sich selbst im wahrsten Sinne des Wortes mit zum Übernachten.

Mit zehn Jahren

Der Wärmeorganismus des Grundschulkindes kann zwar eine »erwachsene« Tageskurve zustande bringen, aber mit ungefähr neun oder zehn Jahren findet dann noch einmal eine wichtige Veränderung statt. Es ist die Vorbereitung auf die körperliche Pubertät, die einige Jahre später eintritt. Dazu muss ein weiterer Aspekt des Wärmeorganismus erklärt werden. Bis zum zehnten Jahr wird der Wärmeorganismus aus dem Kopf gesteuert, danach aus dem Stoffwechsel.

23

Beim kleinen Kind ist der Kopf das weitaus wichtigste Organ. Seine Größe beträgt etwa ein Viertel seiner Köperlänge. Der Kopf ist ganz und gar Wahrnehmung, und der Rest des Körpers reagiert *unmittelbar* und ohne Zurückhaltung auf die Reize, die das Kind vom Kopf her empfängt. Mit »Kopf« ist hier sowohl Wahrnehmung als auch Empfindung gemeint. Also auch Tastreize, die über die Haut aufgenommen werden, gehören dazu.

Bei einem Kind in der Pubertät ist die Situation völlig anders. Es hat inzwischen gelernt, nicht auf alle Reize zu reagieren. Zurückhaltung ist entstanden – nicht selten auch mehr Zurückhaltung, als den Eltern lieb ist. Nicht mehr die Reize aus der Außenwelt, sondern Impulse aus der eigenen Innenwelt bestimmen zunehmend sein Handeln (oder eben auch *Nicht*-Handeln). Dadurch steht der Kopf für eine neue Funktion zu Verfügung, eine Funktion, die für das Kleinkind gar nicht und für das Grundschulkind nur bedingt vorhanden ist: Die Funktion des reflektierenden Denkens, des bewussten Abwägens. Dieses bewusste Abwägen gelingt natürlich noch nicht immer. Doch es ist von der Pubertät an möglich, das reflektierende Denken zu lernen. Heutzutage ist das Gehirn des Heranwachsenden darauf eingestellt.

Den Umschlagmoment zwischen diesen beiden verschiedenen Arten des Wahrnehmens bzw. Denkens und Handelns finden wir also mitten in der Kindheit, im zehnten Lebensjahr, denn das Ich kann sich nun auf zwei unterschiedliche Arten in der Welt zeigen. Beim kleinen Kind ist es ausschließlich von dem bestimmt, was in seiner Umgebung stattfindet. In der Pubertät wird es größtenteils von dem gesteuert, was sich in der Innenwelt abspielt. Es wurde bereits über den »Nacht-Modus« und den »Tag-Modus« des Ich gesprochen. Der Nacht-Modus gehört zum kleinen Kind, dessen Verhalten noch fast ausschließlich von der Umgebung, der Peripherie bestimmt wird. Der Tag-Modus gehört zum (jungen) Erwachsenen, dessen Verhalten größtenteils von dem bestimmt wird, was in der Innenwelt lebt. Der Nacht-Modus gehört zu dem Ich, das aus der Umgebung heraus tätig ist, man könnte es auch »das periphere Ich«

nennen (s. S. 34 ff.). Der Tag-Modus dagegen gehört zu dem Ich, das aus dem Mittelpunkt heraus tätig ist, sodass man vom »zentralen Ich« sprechen kann. Auch an diesem Phänomen wird wieder deutlich, dass die Wirksamkeit des Ich eng mit der Art verbunden ist, wie die Wärme im Menschen organisiert ist.

Wir können es jetzt so beschreiben: Ein kleines Kind steht völlig unter der Regie des peripheren Ich. Der Kopf, beim kleinen Kind ja das wichtigste Organ, ist das Durchgangstor für diese Wirksamkeit. Das Kind ist gleichsam noch ganz und gar Kopf. Aber der Kopf hat noch lange nicht die erwachsene Funktion des reflektierenden Denkkopfes. Die Fähigkeit des Ich, sich tagsüber in seine zentrale Position des »Denkkopfes« zurückzuziehen, wächst erst nach und nach. Doch gibt es auch Beschleunigungen. Wenn wir die Entwicklung der Wärmeorganisation verfolgen, sehen wir, dass in der Zeit von zweieinhalb bis zu drei Jahren und vom neunten zum zehnten Jahr wichtige Schritte gesetzt werden. Von der Pubertät an übt der Wärmeorganismus seine erwachsene Funktion aus. Dann ist also auch die Wärmeorganisation durch den eigenen Stoffwechsel geregelt.

Wärmesinn

Die sinnliche Welt nehmen wir mit unseren Sinneswerkzeugen auf. Für jeden der zwölf Aspekte der sinnlich wahrnehmbaren Welt hat der Mensch ein Sinneswerkzeug (s. Literatur: Schoorel, Soesman). Für die physische Wärme ist es der Wärmesinn. Er ist gut vom Tastsinn zu unterscheiden, obwohl beide Sinne vor allem in der Haut zu finden sind. Der Wärmesinn ist der Einfachste unserer Sinne, denn er stellt lediglich fest, ob etwas (viel) wärmer oder kälter ist als wir selbst.

Ein interessanter Aspekt: Der Wärmesinn bezieht alle Wahrnehmungen auf sich selbst! Ist diese Wahrnehmung also vollkommen subjektiv? So ist es, der Wärmesinn ist *nur* in Bezug auf meine eigene persönliche Wärme tätig. Der Wärmesinn bezieht alles unmittelbar auf die eigene Wärmeorganisation und ist daher auch unmittelbar mit dem eigenen Ich verbunden. Soweit dieses Ich eine objektive Tatsache in der Welt ist, ist die Information aus dem Wärmesinn also auch vollständig objektiv. Unter allen Sinnen ist nur der Wärmesinn subjektiv und objektiv zugleich. Ein Beispiel kann dieses Dilemma verdeutlichen.

Es ist sehr wichtig, dass ein Kind dieses einfache Sinneswerkzeug gut entwickelt. Das ist überhaupt nicht so selbstverständlich wie beispielsweise die Entwicklung des Farbsinnes (als Aspekt des Sehsinnes) und des Gehörsinnes. Die beiden entwickeln sich mehr oder weniger von selbst. Die Entwicklung des Wärmesinns wird leicht vernachlässigt. Das ist der hauptsächliche Grund dafür, dieses Buch zu schreiben. Sehr viele Kinder und ihre Eltern wissen gar nicht, wie warm oder kalt ihr eigener Köper im Verhältnis zur Umgebung ist. Dabei ist das äußerst wichtig, denn die subtile Wahrnehmung auf den anderen drei Ebenen der Wärmeorganisation (Energie, die Begegnungswärme und Begeisterung) fällt leichter, wenn die Wahrnehmung der physischen Wärme zuverlässig ist. Diese Möglichkeit sollten wir dem Kind geben.

Wie verläuft die Entwicklung? Eigentlich sehr einfach. Die *bewusste* Wahrnehmung mithilfe des Wärmesinnes verläuft parallel zu der Entwicklung der Wärmeorganisation, wie oben beschrieben. Für den Säugling gibt es diese Wahrnehmung noch nicht, vom dritten Jahr an entsteht dann rasch zunehmend ein Bewusstsein davon, und vom zehnten Lebensjahr an muss die Wärmewahrnehmung eigentlich in Ordnung sein. Von da an muss ein Kind die Frage, ob es warme Füße hat, beantworten können, ohne mit den Händen an seinen Füßen fühlen zu müssen.

Von der Pubertät an ist die Wärmewahrnehmung sehr individuell. Einige Jugendliche ziehen sich in der Pubertät so sehr in sich zurück, dass sie kalte Hände (und Warzen) bekommen, bei anderen geht die Wärme so weit, dass sie einen heißen Kopf (und Akne) bekommen. Da die eigene Wärme der subjektiv-objektive Maßstab für die Wärmewahrnehmung ist, erleben junge Menschen Wärme sehr unterschiedlich. Dass dies auch Konsequenzen für den Umgang mit den anderen drei Ebenen der Wärmeorganisation hat, habe ich bereits eher erwähnt.

Die zweite Ebene: der Energiehaushalt

Die zweite Ebene ist die des Energiehaushalts. Die Wärme, die im vorigen Abschnitt als physische, messbare Wärme beschrieben wurde, muss ja irgendwo herkommen. Bei der Aufnahme von Nahrung sowie bei ihrer Speicherung und Verwandlung ist Wärme beteiligt. Die größte Energiequelle für das normale Denken und Handeln ist Zucker, um genau zu sein: Glukose. Er wird nicht als Zucker bevorratet, sondern in Form von Glykogen. Das sind Kohlehydrate, in denen die einzelnen Bausteine zu langen Ketten verknüpft und dadurch inaktiv sind. Sie werden erst wieder aktiv, wenn sie zerteilt werden. Dann steht der Zucker dem Stoffwechsel zur Verfügung. Um Energie freizumachen, findet eine Art Verbrennung statt. Das geschieht sehr effizient und kontrolliert, genau auf die Bedürfnisse des Augenblicks abgestimmt. Sobald wir tätig sind, wird die nötige Energielieferung dafür freigemacht. Wenn man wieder aufhört, wird innerhalb weniger Minuten auch die Energielieferung wieder zurückgefahren. Vor allem die Schilddrüse übt diese Regulierungsfunktion zwischen Aktivität und Energie aus.

Bei kleinen Kindern ist die Glykogenreserve begrenzt. Dadurch ist ihre Energie schnell verbraucht, und sie brauchen wieder neue Zufuhr. Deshalb benötigen Kleinkinder häufige und leicht verdauliche Mahlzeiten, vor allem, wenn sie aktiv sind. Ab dem sechsten oder siebten Jahr entfällt diese Notwendigkeit. Wie jemand mit dem Aufbau und dem Gebrauch seiner Reserven umgeht, ist übrigens gleichermaßen vom Ernährungsmuster und von seiner Konstitution abhängig. Eine robuste Gesundheit bedeutet unter anderem einen guten Reservevorrat und den effizienten Umgang damit. Jugendliche in der Pubertät und Adoleszenz können beispielsweise

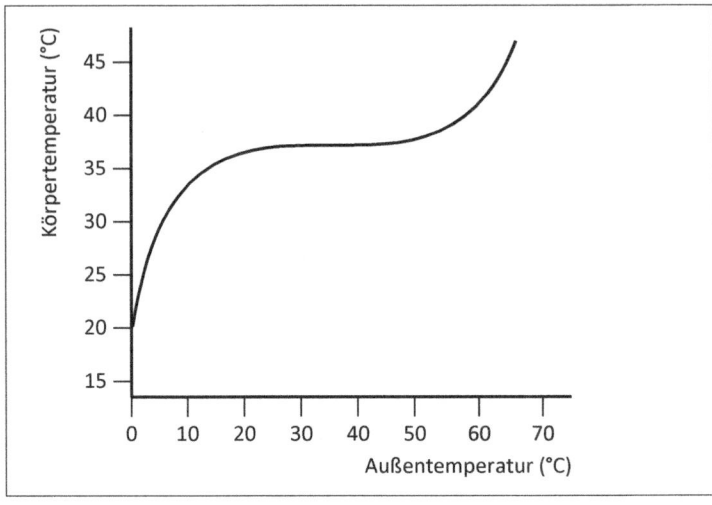

Abbildung 5: Zusammenhang zwischen der Außentemperatur und der Körpertemperatur (Quelle Abb. 5–8: Guyton & Hall, *Textbook of Medical Physiology*. Saunders Elsevier, Philadelphia 2000).

im Sport enorme Leistungen erbringen. Das können sie, wenn sie ihren Körper einem Trainingsprogramm unterziehen, das für Kinder vor der Pubertät viel weniger effektiv wäre. Das hängt damit zusammen, dass die Seele von der körperlichen Pubertät an auf eine ganz andere Art im Körper tätig ist. Dazu mehr im Abschnitt über die dritte Ebene.

Für die Regelung der Wärmezufuhr und -abfuhr stehen komplexe und sensible Systeme zur Verfügung, die gemeinsam die Wärmeregulierung versorgen. Es gibt ein Mess- und Regelsystem im Gehirn, genau gesagt im Hypothalamus. Bei der Durchführung spielen die Hautdurchblutung, die Schweißproduktion und die Wärmeproduktion in den Muskeln (Zittern) eine Rolle. Das soll im Folgenden erläutert werden.

Abbildung 5 zeigt, dass die Körpertemperatur innerhalb gewisser Grenzen unabhängig von der Außentemperatur konstant

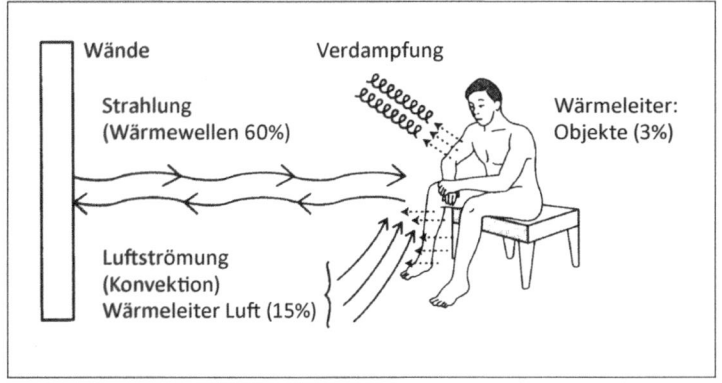

Abbildung 6: Verschiedene Arten, Wärme abzugeben. Die Prozentzahlen beziehen sich auf den relativen Beitrag jeder Art bei einer Person in Ruhestellung.

bleibt. Das hält der Köper mehrere Stunden lang durch. Offensichtlich ist es wichtig, dass eine neutrale Temperatur von 37° beibehalten wird.

Im Körper wird fortwährend Wärme erzeugt. Diese Wärme wird an die Umgebung abgegeben. Das geschieht durch direkten Kontakt, durch Strahlung, durch Abgabe an die Luft und durch Verdampfen von Schweiß. Bei einer Person in Ruhestellung geschieht das in dem Prozentsatz, der in Abbildung 6 angegeben ist. Sobald die Person sich bewegt, wird wieder mehr Wärme frei, die abgegeben werden muss. Das geschieht vor allem durch Transpirieren. Die Wärmeabgabe über das Schwitzen kann bis zu 10 Mal höher als im Normalfall liegen!

Wenn die Außentemperatur steigt, wird der Mensch wärmer. Dabei ist die Temperatur im Wärmezentrum des Kopfes wichtig. Die Schweißproduktion nimmt ebenfalls stark zu. In welchem Maße das geschieht, hängt wieder sehr von der Hauttemperatur ab. Die Haut ist also offensichtlich ein essentielles Organ in der gesamten Regulierung der Wärme, ebenso bestimmend wie das Wärmezentrum im Kopf. In der nächsten Abbildung wird deutlich, dass

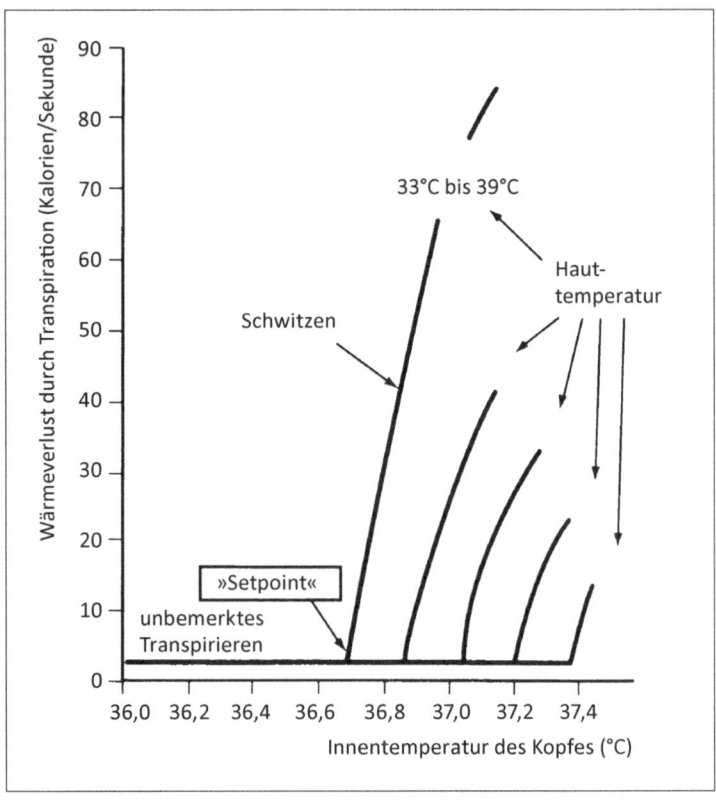

Abbildung 7: Wirkung der Temperatur im Kopf auf die Wärmeabgabe durch Schwitzen. Die Hauttemperatur bestimmt, wann ein Mensch schwitzt.

die Schweißproduktion *unvermittelt* und dann in der Regel sehr heftig einsetzt. Die Abhängigkeit von der Hauttemperatur wird in der Abbildung angezeigt. Die Haut bestimmt also den »Setpoint«, den Moment des Übergangs vom unmerklichen Transpirieren, was wir immer tun, zum echten Transpirieren (Schwitzen).

Wenn die Außentemperatur sinkt, reagiert der Körper, indem er zusätzlich Wärme produziert. Dieser Prozess ist abhängig von der Temperatur im Wärmezentrum des Kopfes. Die Wärmeproduktion geschieht durch Muskelbewegungen und Zittern. Man läuft herum,

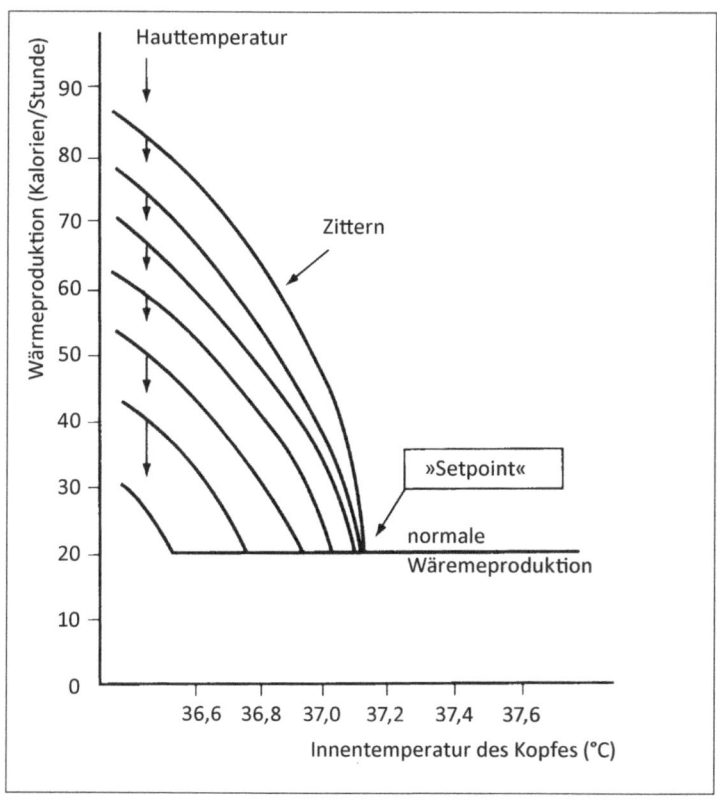

Abbildung 8: Wirkung der Temperatur im Kopf auf die Wärmeproduktion durch das Zittern. Die Hauttemperatur bestimmt, wann ein Mensch anfängt zu zittern).

reibt sich die Hände, läuft sich warm und zittert oder klappert mit den Zähnen. Die dafür notwendige Wärme ist *Stoffwechselwärme*. Sie wird freigesetzt, indem Zucker im oben genannten Verbrennungsprozess aufgenommen wird. Der Moment, in dem das Zittern beginnt, wird wieder von der Hauttemperatur bestimmt. Auch hier bestimmt die Haut den »Setpoint«. Von diesem Punkt an nimmt die Wärmeproduktion nicht allmählich, sondern unmittelbar sehr stark zu.

Zusammenfassend können wir feststellen, dass der Energiehaushalt eines Menschen auf verschiedenen Ebenen außerordentlich streng geregelt ist. Ziel ist es, eine für das Ich neutrale Temperatur von 37 °C herzustellen.

Die dritte Ebene: die emotionale und die Begegnungswärme

In der Sprache finden wir Worte für die emotionale Seite der Wärme und sprechen von einem *warmen* oder einem *kühlen Blick.* Das Wort *herzlich* verweist aufs Herz. Herzlich bedeutet, dass die Begegnung in einer warmen Atmosphäre verläuft. An das Gegenteil, eine eisige Atmosphäre, hat die Sprache kein Organ geknüpft. Das könnte vielleicht »knöchern« oder »skelettig« sein.

Wir wissen aus eigener Erfahrung, dass die emotionale Wärme eines Babys oder Kleinkinds sich stark von der eines Schulkinds oder Jugendlichen unterscheidet. Das hängt damit zusammen, dass die Seele in den verschiedenen Altersphasen sehr unterschiedlich im Körper steckt. Erst von der Pubertät an wird die Seele des Kindes so persönlich (man könnte auch sagen: so stark mit dem Körper verbunden), dass es die eigene Wärme bewusst einsetzen oder zurückhalten kann. Vorher kann ein Kind das im Prinzip nicht. Ein zwölfjähriges oder gar ein Kindergartenkind ist nicht in der Lage, *unabhängig* von den Umgebungseinflüssen seine eigene Linie zu verfolgen. Das heißt: selbstständig ja oder nein zu sagen zu einem Impuls von innen (»Ich habe Appetit auf ein Eis!«) oder gegen einen Vorschlag von außen (»Kommst du zu meiner Party?«). In den Lebensphasen bis zur Pubertät braucht das Kind die Überlegungen eines Erwachsenen, um zu entscheiden, wofür es seine Energie einsetzen will, wofür es sich begeistert. Das muss jedoch auch geübt werden. Im Beispiel des Floßbauens wurde das kurz erwähnt. Streiten und sich vertragen, Kämpfen und Frieden schließen, das sind notwendige Übungen für die Seele. Dies geht aber nur in der

Sicherheit eines von Erwachsenen übersichtlich gemachten Plans. Wenn Kinder von sich aus keine Streitsucher sind, sondern immer hübsch brav und angepasst, sollte man sich durchaus die Mühe machen, diesen Widerstand herauszufordern und einmal »Streit« anzufangen. In der Sicherheit und Vertrautheit ihrer Beziehung zu den Eltern trauen sie sich vielleicht, sich einmal probeweise gegen diese abzusetzen. Natürlich geht es bei dieser Art eines Streits nicht um den Streit an sich. Dennoch kann das Kind dadurch lernen, wie herrlich es ist, die Wärme des eigenen Willens zu mobilisieren. Es bringt uns zu uns selbst, und das ist gut für das Ich. Wie das Heimkommen der schönste Augenblick der Ferien ist, so ist die Aussöhnung der schönste Augenblick eines Konflikts.

Die vierte Ebene: die Begeisterung

Kennen Sie Menschen, die sich für nichts begeistern können? Kennen Sie ein Kind, das nie begeistert ist? Ich wünsche es Ihnen nicht. Begeisterung ist – zusammen mit Liebe – das Menschlichste, was wir haben.

Haben Sie je ein jauchzendes Baby erlebt? Bestimmt, und dann wissen Sie, dass Begeisterung zu jedem Lebensalter gehört und außerordentlich ansteckend ist. Es gibt allerdings einen subtilen Unterschied zwischen *echter Begeisterung* und *unverbesserlicher Positivität*. Der Unterschied liegt darin, das Letztere irritierend wirkt, indem sie den anderen nicht freilässt. Begeisterung lässt frei, schafft Raum, macht die Situation warm und hell. Manche Kinder, besonders die mit einem feurigen Temperament, können sehr bestimmend sein in ihrer Begeisterung. Sie müssen lernen, ihre Wärme in die Pläne anderer einzufügen oder den rechten Augenblick abzuwarten, um ihren Plan auf den Tisch zu legen.

Damit ist ein entscheidendes Merkmal echter Begeisterung angedeutet: Es geht nie nur um einen selbst. Die Begeisterung nimmt die anderen mit und bringt ihnen etwas Gutes.

Kann ein Kind sich auch für ein verwerfliches Ziel begeistern? Ja, natürlich kann es das. Damit ist ein zweites wichtiges Merkmal der Begeisterung genannt: Immer ist ein moralischer Aspekt dabei. Und da der Mensch in moralischer Hinsicht nun einmal ein freies Wesen ist, steht es ihm frei, sich unter Umständen auch einmal für das moralisch Verwerfliche zu entscheiden. So weit, dies in jedem Moment zu entscheiden, ist ein Kind noch nicht. Es macht in der Regel mit, was die Welt ihm bietet. Obwohl ... Kennen Sie nicht auch Kinder, die aus sich selbst heraus ein feines Gespür dafür haben, was etwas taugt und was nicht? Diese Kinder sind nicht selten. Unsere Aufgabe als Erzieher ist es, dieses feine Gefühl unversehrt zu lassen. Niemals dürfen wir als Erwachsene bestimmen, wofür sich ein Kind begeistern, wofür es sich erwärmen soll. Natürlich soll es die Gelegenheit dazu haben, und wir geben ihm auch selbst das Vorbild. Aus oder mit der Wärme der Begeisterung werden Kinder geboren. Das gehört zu ihrem Ich. Es kann für eine Zeit verloren gehen in Sorgen, Krankheit, Schulproblemen oder Entwicklungsstagnation. Und was bedeutet es dann für einen Segen, wenn es doch wieder auftaucht! Erst als Erwachsener kann ein Mensch lernen, seinen eigenen, warmen Enthusiasmus für Ziele einzusetzen, die nicht nur ihm selbst, sondern größeren Interessen dienen.

Zentrales und peripheres Ich

Wenn wir im täglichen Sprachgebrauch von »Ich« sprechen, meinen wir uns selbst, so, wie wir tagsüber funktionieren. Es ist das Ich, das wir mit Begriffen wie Selbstbewusstsein und Persönlichkeit verbinden. Es ist das Ich, das sich verantwortlich für seine eigene Entwicklung, seine eigenen Taten fühlen kann. Bei näherer Betrachtung zeigt sich, dass diese Auffassung höchstens die Hälfte der Wirklichkeit beschreibt. Es gibt Fragen, die aus diesem zentralen Ich, wie wir es genannt haben, nicht zu beantworten sind. Zum Beispiel folgende Fragen:

Wie sieht es nachts mit dem Ich aus? Wie verläuft die Steuerung all der Funktionen, über die das Bewusstsein nicht bestimmen kann, also etwa des Stoffwechsels? Wie kommt es eigentlich, dass wir nachts, wenn wir gut schlafen, wieder Energie sammeln? Wie können wir erkennen, dass »eine Nacht darüber schlafen« mehr als einmal zu einer richtigen Entscheidung oder einer richtigen Einsicht führt?

Auf diese Fragen findet man nicht leicht eine Antwort, wenn wir nur den Tag, nur das Ich im Auge haben, wie es tagsüber funktioniert. »Wo sind wir eigentlich nachts?«, ist eine Frage, die manches Kind nicht schlafen lässt. Kann ich nachts nicht irgendwie verloren gehen? Kann ich mich darauf verlassen, dass ich morgen Früh wieder in dem richtigen Körper aufwache? Als Erwachsener können wir die Frage so formulieren: Kann ich davon ausgehen, dass das Ich nachts auch tätig ist, dass es auch eine nicht zentrierte Wirksamkeit hat?

Ja, davon können wir beruhigt ausgehen. Wir können das »von der Peripherie her« nennen und das dazugehörige Ich »das periphere Ich«.

Da sich diese Ich-Tätigkeit der Natur der Sache nach unserem normalen Bewusstsein entzieht – denn wir schlafen ja – ist es nicht einfach, uns davon eine Vorstellung zu machen. Ein Vergleich könnte helfen. Gesetzt den Fall, Sie stehen vor einer schwierigen Entscheidung. Wie Sie sich auch entscheiden, es sind Vorteile und Nachteile damit verbunden. Sie haben schon mehr als einmal alle denkbaren Vor- und Nachteile gegeneinander abgewogen. Aber Sie kommen zu keinem Ergebnis. Dann haben Sie eines Tages mit jemandem ein Gespräch über ein völlig anderes Thema. Und diese Person bietet Ihnen, unbewusst und ungewollt, genau die Perspektive, den Gesichtspunkt, durch den die Entscheidung, die Sie treffen müssen, in einem völlig anderen Licht steht. Die *Überlegungen*, die Sie angestellt haben, waren nicht unwahr, aber aus der neuen Perspektive heraus betrachtet, sind sie nicht mehr so wichtig. Ihr Blick hat sich erweitert, und Sie können eine Entscheidung treffen. Der Gesprächspartner trat gleichsam in Ihrem Namen auf, er half Ihnen aus dem Umkreis, er war Vertreter Ihres peripheren Ich.

Man kann sich die Frage stellen, wer nachts hilft, fit zu werden und auf gute Ideen zu kommen. Welche »guten Feen« oder Engel behalten alles miteinander im Auge, während Sie nicht bei Bewusstsein sind? Was haben die Griechen gemeint, wenn sie erklärten, dass etwas »in der Götter Schoß« war? Mit der Antwort auf diese Art von Fragen landen wir bei einem wahren Begriff von Peripherie. Wir verlassen dann das alltägliche Bewusstsein, das ja zum Tag gehört. Aber es ist durchaus nötig, um ein Verständnis von der doppelten Wirksamkeit des Ich und der Wärme zu erlangen.

Für Eltern von kleinen Kindern ist es noch am Einfachsten, sich eine Vorstellung von diesem peripheren Ich ihres Kindes zu machen. Sie wissen aus eigener Erfahrung, dass sie dauernd Entscheidungen für das Kind treffen, da es das selbst ja noch nicht kann. Wenn sie sich vorstellen, dass sie es nicht für ihr unmündiges Kind tun, sondern im Namen des Menschenkindes, das ihnen für eine Reihe von Jahren anvertraut ist, gibt es genau das wieder, was mit dem peripheren Ich gemeint ist.

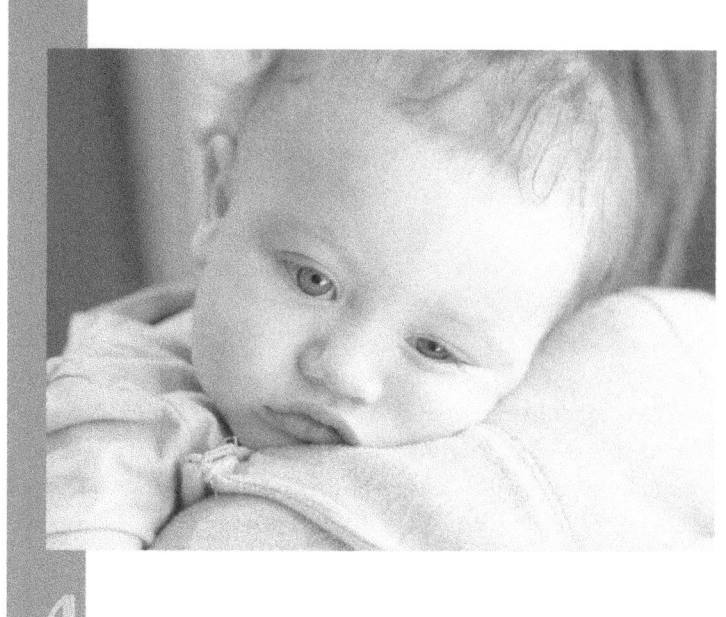

Fieber und Fieberangst

Wenn Wärme ein so hohes Gut ist: Wie in aller Welt sind wir dann dazu gekommen, Temperaturerhöhungen und Fieber zu Feinden zu erklären? Es gibt sogar eine spezielle Gruppe von Medikamenten zu ihrer Bekämpfung: die fiebersenkenden Mittel, die Antipyretika.

Versuchen wir zu verstehen, was sich abspielt: Ein Kind, das Fieber hat, ist oft auch krank. Wenn man krank ist, fühlt man sich scheußlich, Krankheiten bringen Komplikationen mit sich, manche enden tödlich. Wenn ich das Fieber unterdrücke, unterdrücke ich sowohl das scheußliche Krankheitsgefühl beim Kind als auch meine eigene Angst vor der Krankheit und ihren eventuellen Folgen.

Wenn diese Argumentationsreihe, deren Irrtum später aufgezeigt werden soll, stimmt, ist Fiebersenken zum großen Teil Angstbekämpfung. Aber aufgepasst: Ich bekämpfe *meine eigene* Angst, nicht die des Kindes! Es bleibt also das Abwägen, ob wir das scheußliche Gefühl des Kindes unterdrücken oder es auf eine andere Art begleiten wollen.

**Die drei Fragen, deren Antworten an die Stelle
des Paracetamol treten können, sind also:**
- Was mache ich mit meiner eigenen Angst?
- Wie begleite ich mein Kind in dem Elend seiner Krankheit?

Dazu gehört:
- Wie schaffe ich Raum, eine Krankheit durchzustehen?

Zuerst aber soll die Funktion der erhöhten Temperatur und des Fiebers erläutert werden. Eine logische Erklärung wie die folgende wird zwar nicht hinreichend genügen, um die drei oben genannten Fragen vollständig zu beantworten, doch will auch der Verstand beruhigt werden – und darüber hinaus haben Sie für (Schwieger-) Eltern und Freunde eine plausible Erklärung. Vielleicht müssen Sie sich auch gegen gut gemeinte, aber unrichtige Ratschläge von Fachleuten wehren, wenn Sie diese wegen des Fiebers Ihres Kindes zurate ziehen.

Die Rolle des Fiebers

Einige Bemerkungen voraus. Noch nie ist ein Kind *an Fieber* gestorben, Fieber ist der Beweis, dass der Körper sich aktiv gegen eine Krankheit wehrt. Aufgepasst: Fieber kann das *Symptom* einer schweren Krankheit sein, durch die das Kind Komplikationen erleidet. Die *Krankheit* muss selbstverständlich behandelt und begleitet werden. Weitaus die meisten Kinder mit Fieber, auch hohem Fieber, haben keine schwere Krankheit, bekommen keine Komplikationen und werden mit der richtigen Begleitung »von selbst« wieder gesund.

Zur Sicherheit hier einige Alarmsymptome, bei denen Sie lieber einen Fachmann zurate ziehen sollten:
- wenn Ihr Kind anders als sonst auf eine Krankheitsphase reagiert, beispielsweise extrem unruhig oder im Gegenteil benommen/apathisch ist;

– wenn Sie ein unangenehmes Gefühl beschleicht, was ihr krankes Kind betrifft;
– wenn rote Flecken auf der Haut entstehen, die sich nicht wegdrücken lassen;
– wenn die Urinproduktion fast stagniert.

Fieber ist etwas anderes als Überhitzung (Hyperthermie). Überhitzung kann durchaus gefährlich sein, zum Beispiel bei einem Sonnenstich. Es sind schon Säuglinge gestorben, die man bei praller Sonne im Auto zurückgelassen hat. Es ist wohl deutlich, dass ein solches Drama nichts mit Fieber zu tun hat. Fieber ist die Reaktion eines gesunden Menschen auf einen krankmachenden Einfluss.

Säuglinge unter drei Monaten reagieren ganz anders auf eine Infektion als Kleinkinder. Die vier genannten Alarmsymptome gelten auch für sie. Doch bei ihnen ist die Temperatur kein Maßstab für die Stärke der Infektionskrankheit. In dem Buch *Kindersprechstunde. Ein medizinisch-pädagogischer Ratgeber* (s. Literatur: Glöckler et al.) finden Sie genau, worauf Sie bei Säuglingen achten müssen.

Dazu einige Angaben.
– Bei einer Körpertemperatur von 39 °C bis 40 °C verläuft die Abwehr gegen Viren und Bakterien am effektivsten.
– Bei einigen Infektionskrankheiten (unter anderem Masern und Paratyphus) sind Menschen, die schnell und hoch fiebern, besser dran als die ohne Fieber. Krankheitsdauer und etwaige Komplikationen sind ebenfalls relevant.
– Menschen, die später in ihrem Leben Krebs oder eine Autoimmunkrankheit bekommen (sogenannte kalte Krankheiten), haben in ihrer Kindheit vergleichsweise weniger Fieberzeiten durchgemacht (s. Literatur: Albonico).

Wozu Fieber bei einer Infektionskrankheit?

Fieber ist Teil eines Prozesses, den wir Abwehr nennen. Der Körper hat eine ganze Reihe ausgeklügelter Maßnahmen, die dafür sorgen, dass die Innenwelt gesund bleibt. Gesund heißt in diesem Zusammenhang: Das Ich führt Regie. Abwehr ist also eine Ich-Funktion. Denn Immunität ist der Grenzwächter zwischen körperlicher Innenwelt und der Außenwelt, zwischen Selbst und Nichtselbst. Wir können diese Abwehr nicht bewusst steuern, genauso wenig wie wir Fieber mit unserem Bewusstsein herbeiführen können.

Welche Rolle hat Fieber bei der Abwehr?

Durch eine erhöhte Körpertemperatur bekommt das Ich stärker als im normalen Zustand die Gelegenheit, Regie über die Körperprozesse zu führen. Wir sprechen hier von der Tätigkeit des peripheren Ich, von den Prozessen, die sich dem alltäglichen Bewusstsein entziehen. Die zur Abwehr gehörenden Prozesse sind stark temperaturabhängig.

Ein Kind mit Fieber ist also, wenn auch unbewusst, mehr bei sich selbst als sonst. Infektionskrankheiten mit Fieber können wir als die Möglichkeit des Ich sehen, über die Körperprozesse wieder selbst Regie zu führen. Ist das notwendig? Ja, aus zwei Gründen ist es notwendig.

Bevor diese beiden Gründe besprochen werden, zuerst einige Worte zum Begriff *Entwicklung*. Wir können Entwicklung so auffassen, dass dem Kind die Möglichkeiten, die es durch seine Veranlagung hat, nach und nach verfügbar werden. Das gelingt durch Üben. Ohne das Laufen zu üben, wird Laufen nicht zu einer Fähigkeit. Ohne das Denken zu üben, lernt das Kind nicht zu denken. Ohne die Abwehr zu üben, bildet sich beim Kind keine Abwehr. Die Situation des sich entwickelnden Kindes ist also die, dass es übt, was an *Möglichkeit*, aber noch nicht als *Fähigkeit* in seinem Körper steckt. Jetzt also die beiden Gründe.

1.) In der Entwicklungszeit gibt es natürlicherweise eine Diskrepanz zwischen dem Kind selbst und seiner körperlichen Behausung. Das Kind ist gerade dadurch, dass es sich entwickelt, weiter als sein Körper. Der neue Entwicklungsschritt bringt die Beziehung zwischen ihm selbst und seinem Körper aus dem Gleichgewicht. Der Körper passt nicht mehr zur neuen Entwicklungsphase. Er ist wie ein Handschuh, in den die größer gewordene Hand nicht mehr passt. Eine geeignete Art, beide wieder zueinander passend zu machen, ist eine Infektionskrankheit mit Fieber. In der bereits erwähnten *Kindersprechstunde* wird im Kapitel über Kinderkrankheiten beschrieben, wie das vor sich geht.

2.) Kinder erleben alles Mögliche, was einfach zu viel für sie ist – Dinge, die mehr sind, als sie fassen und verarbeiten können. Manche gesunden Kinder lösen das Problem beispielsweise so, dass sie nach einem herrlichen, aufregenden Spieltag abends 39° Fieber haben und sich damit nachts gesundschlafen. Andere Kinder brauchen eine Infektionskrankheit, um genug Fieber für den notwendigen Heilungsprozess zu bekommen.

Der Umgang mit Fieber

Wenn das Fieber und die eventuell dazugehörige Krankheit richtig begleitet werden, kann der Prozess schneller verlaufen. Dazu gibt es drei Gesichtspunkte:

1. Das Kind muss die Wärme wieder loswerden können.
2. Die Wärme muss gut über den ganzen Körper verteilt bleiben.
3. Das Kind darf nicht »austrocknen«.

Zu Beginn der Fieberphase wird das Kind frieren. Der Thermostat hat schon seinen neuen Stand erreicht, zum Beispiel 39°, aber die Körpertemperatur ist dort noch nicht angelangt. Dann ist die Haut kühl, das Kind fühlt sich zittrig und ziemlich elend. Jetzt tut ihm eine extra Jacke oder Decke gut. Der Stoffwechsel bemüht sich intensiv um ausreichende Wärme. In dieser Phase ist es daher auch nicht nötig, dass das Kind isst und trinkt. Die Verdauung kann noch warten. Eigentlich ist es gut, wenn ein Kind sich ruhig verhält. Das wird zwar nicht immer gelingen, aber in jedem Fall können Sie es im Hause halten und alles absagen: keine Besuche, keine Verabredungen zum Spielen mit Freunden.

Später, wenn die neue Körpertemperatur erreicht ist, funktioniert die Hautdurchblutung wieder. Das Kind ist rosig, richtig warm und fühlt sich weniger krank. Dann muss es seine Wärme schnell loswerden, also: die Strickjacke aus, ein Laken statt der Bettdecke, doch vor allem nicht zu stark abkühlen. Früher wurde gern der Rat gegeben, dem Kind jetzt so wenig Kleider wie möglich anzuziehen, den Ventilator auf das Kind zu richten und es mit einem Schwamm abzuwischen. Diesen Rat sollte man auf keinen Fall befolgen. Auch sollte das Zimmer nicht zu kalt sein. Denn dann schließen sich die Blutgefäße der Haut wieder, die Wärme kann nicht entweichen, und die Temperatur steigt. Das Kind fühlt sich dann wieder kränker.

Um die Wärme besser abzuleiten, reicht es meistens, dem Kind leichte Kleidung anzuziehen und es mit einem Laken oder einer dünnen Decke zu versorgen. Wenn das Kind es als angenehm empfindet, kann man es mit einem nassen Waschlappen oder einem Schwamm mit lauwarmem Wasser abwischen. Die Frage nach der Einnahme von Medikamenten wird in einem anderen Kapitel behandelt (siehe S. 44 f.). Der Stoffwechsel hat noch immer viel damit zu tun, Wärme zu produzieren; die Verdauung ist noch nicht an der Reihe. Wenn das Kind etwas essen will, ist das gut, dann geben Sie ihm leicht Verdauliches, einen Zwieback oder einen Cracker. Trinken ist in dieser zweiten Phase allerdings wichtig. Dazu die nun folgenden Ausführungen.

Bei recht vielen Kindern tritt im Laufe des Krankheitsprozesses ein *Stau* auf. Sie bekommen beispielsweise einen roten Kopf und kalte Beine. Oder die Wärme setzt sich im Hals-Nasen-Ohren-Bereich fest, und es kommt zu einer Ohren- oder Halsentzündung.

In einer solchen Situation sollte man etwas unternehmen. Wenn das Kind noch kalte Beine hat, tut eine warme Decke oder eine Wärmflasche gut, auch wenn es 39° Fieber hat! Das Kind fühlt sich wohler, wenn der ganze Körper durchglüht ist.

Infolge der Temperaturerhöhung nimmt die *Verdampfung* zu. Wenn das Kind dazu noch Durchfall hat, entsteht schnell ein Flüssigkeitsmangel. Dann ist es sinnvoll, ihm regelmäßig ein wenig Flüssigkeit zu geben, beispielsweise alle 10 Minuten 2 Teelöffel. Das ist wirksamer als ein halbes Glas auf einmal. Kranke Kinder mögen oft manches gern, was sie sonst ablehnen, beispielsweise Kamillentee oder Lindenblütentee. Der sollte nicht zu sehr gesüßt werden. Wenn Sie den Tee selbst probieren, sollte er nicht süß und nicht salzig schmecken. (Sie geben nämlich heimlich ein paar Körnchen Salz in den Tee, wodurch der Körper die Süßstoffe besser aufnimmt. Außerdem kompensiert dies natürlich den Salzverlust, der beim Transpirieren auftritt.) Die trinkfertigen ORS-Getränke (Oral-Rehydration-Solution) sind natürlich sehr gut, aber die meisten Kinder bekommen sie nicht runter.

Woher weiß man, ob ein Kind genügend Flüssigkeit bekommt? Nun, wenn die Nieren noch Urin produzieren, ist offensichtlich noch eine Reserve vorhanden. Die Urinproduktion ist also ein gutes Indiz. Es ist nicht schlimm, wenn das Kind seltener Wasser lässt. Doch es gibt eine Grenze. Bei Säuglingen müssen wir mindestens zweimal am Tag feuchte Windeln haben. Kleinkinder und größere Kinder müssen mindestens einmal am Tag Wasser lassen. Bei Durchfall ist es oft schwer zu unterscheiden, ob Urin dabei ist. Wenn ein Kind hohläugig aussieht, sollte man einen Arzt aufsuchen, und wenn es dazu noch ganz schlapp wird, ist dies dringend anzuraten.

Wadenwickel und Zitronensocken

Saures und Kühles an den Beinen und Füßen ist herrlich für ein Kind mit einem fiebrig gestauten Kopfwehkopf. Man kann einen Wadenwickel mit Zitronen oder Essig anlegen oder auch Zitronensocken anziehen. Die einfache Variante ist eine Zitronenscheibe, die mit einer trockenen Socke unter dem Fuß festgehalten wird. Genauere Angaben dazu sind zu finden in der *Kindersprechstunde* (Kühle Wadenwickel). Für den Erfolg der Behandlung ist es notwendig, dass Beine und Füße schön warm sind. Andernfalls haben die Zitronenwickel die gegenteilige Wirkung: Die Stauung im Kopf nimmt zu.

Medikamente bei Fieber

Im Folgenden werden Mittel genannt (ergänzt durch Empfehlungen zu ihrem Gebrauch), die Kindern mit Fieber häufig verabreicht werden. Es empfiehlt sich, eine kleine Hausapotheke anzuschaffen, damit Sie die Mittel gleich zur Hand haben, wenn Ihr Kind Fieber hat. Am Ende des Kapitels steht eine Zusammenfassung.

Chamomilla | Kamille

Kamille ist eine vielseitig einsetzbare Heilpflanze, vor allem bei Kindern. Sie bringt Erleichterung bei einer ganzen Reihe von Beschwerden. Als Tee bewirkt Kamille eine milde Wärme im Bauch, wodurch es bei Krämpfen, zum Beispiel bei Bauchgrippe, gern verwendet wird. Oft mögen Kinder den leicht süßlichen Geschmack. Für ältere Kinder kann man zum Beispiel mit einem Blatt Salbei oder Minze, aber auch mit etwas Honig oder eingedicktem Obstsaft und einem Körnchen Salz pro Tasse Geschmack hinzufügen. Kamille tut auch als Bauwickel ihre Wirkung, dies allerdings bei Fieber nicht sofort. Innerlich ist Kamille in Zäpfchenform bekannt: *Fieber- und Zahnungszäpfchen* von Weleda. Sie enthalten außerdem Belladonna, Silber, Echinacea und Papaver. Diese Zäpfchen sind eine geeignete Alternative zum weit verbreiteten Paracetamol. Sie fördern das allgemeine Wohlbefinden des Kindes und verhindern, dass Fieber sich an einer bestimmten Stelle festsetzt, wie oben erklärt wurde.

Belladonna | Tollkirsche

Tollkirsche ist eigentlich kein Medikament für Kinder, sondern eine Giftpflanze. Das Bild einer Tollkirschenvergiftung ähnelt stark dem Fieberstau: roter Kopf und kalte Beine. In homöopathischer Verdünnung wirkt es nach dem Similia-Prinzip: Gleiches wird durch Gleiches geheilt. Genau wie die *Belladonna Apis Globuli velati* von Wala und die *Fieber- und Zahnungszäpfchen* von Weleda ist es einfach anzuwenden. Es sollte in keiner Hausapotheke fehlen.

Apis | Honigbiene

Apis ist ein vielseitig anwendbares Mittel, auch bei Kindern, wenn es darum geht, Wärmeprozesse zu unterstützen. Apis erzeugt eine Art Brand, den sich jeder vorstellen kann, der einmal von einer Biene gestochen wurde. Die Wärme von Apis wird bei Fieber genutzt, um die Wärme in die richtigen Bahnen zu lenken, sie zu kontrollieren. Übrigens kann Apis auch verwendet werden, um Wärmeprozesse hervorzurufen, beispielsweise bei Narben, Verhärtungen und sogenannten kalten Krankheiten. Es ist in *Apis Belladonna Globuli velati* von Wala und in den *Fieber- und Zahnungszäpfchen* von Weleda enthalten.

Argentum | Silber

Unter allen Metallen ist Silber am besten geeignet, den Menschen auf der Erde zu halten, wenn er Fieber hat oder in anderer Weise nur lose in seinem Körper steckt. Es weist dem Ich den Weg, den es auch bei der Geburt gegangen ist: vom Himmel zur Erde. Deshalb kann Silber in niedriger Potenz auch gut bei Problemen im Beckenbodenbereich verwendet werden. Höher potenziert, beispielsweise als D30, ist es sehr geeignet, ein Kind bei Bewusstsein zu halten, wenn es hohes Fieber hat und fantasiert. Als *Argentum nitricum Globuli velati* von Wala ist es hilfreich bei akuten, heftigen Infektionen mit Fieber.

Argentum D30 als Injektion gehört nicht in die Hausapotheke, sondern in die Hand des Arztes.

Lachesis | Schlangengift

Wenn die Infektion noch heftiger wird und gefährlich zu werden droht, sind stärkere Mittel aus dem homöopathisch-anthroposophischen Arsenal vonnöten. Schlangengift ist eines davon und nur vom Arzt einzusetzen. *Lachesis comp.* *Globuli velati* sind als Kügelchen für Kinder praktisch einzunehmen.

Phosphor

Phosphor ist ein wunderlicher Stoff. Er ist ein Mineral, entzündet sich aber an der Luft. Eine derartige Wärmekraft findet man sonst nicht in der Welt der Mineralien. Phosphor ist ein ausgezeichnetes Mittel zur Fieberbegleitung, vor allem bei Kindern, die im gesunden Zustand überwach und leicht überreizt sind. Es hat eine sehr starke Wirkung und darf daher nicht zu häufig und nicht in großen Mengen verabreicht werden: als D8 oder D10 alle 2 Stunden so viele Tropfen, wie das Kind Jahre zählt, maximal 10 Tropfen. Der 2-Stunden-Rhythmus ist bei Phosphor wichtig. Als *Ferrum phosphoricum comp.* Streukügelchen von Weleda ist es einfach zu verabreichen. Es sind noch weitere Substanzen darin enthalten, die vor allem bei einer Infektion der oberen Atemwege geeignet sind.

Sulphur | Schwefel

Der Schwefel ist mit dem Phosphor verwandt und ebenfalls ein Mineral, verbrennt aber nicht, sondern verdampft in der Luft. Die Wärme des Schwefels ist mit der Stoffwechselwärme verwandt, wie Phosphor mit der Aufregungswärme verwandt ist. Schwefel kann seine Aufgabe bei Fieber, bei Infektionen der inneren Organe oder der Haut erfüllen.

Es reicht, es ein- oder zweimal pro Tag zu verabreichen. Schwefel kann auch zur Anregung der Wärmeprozesse eingesetzt werden, wenn beispielsweise das Fieber nicht recht durchkommen will. Kamille kann man als eine pflanzliche Form der Schwefelwärme betrachten.

Aconitum | Eisenhut

Eisenhut ist kein eigentliches Fiebermittel. Doch wird es oft bei Krankheiten mit Fieber gegeben, weil es hilft, die damit einhergehenden Krämpfe (Muskelschmerz, Kopfschmerz) aufzufangen. Akonit ist enthalten in *Aconitum/China comp. Suppositorien für Kinder* von Wala, die alternativ zu den Fieber- und Zahnungszäpfchen von Weleda gegeben werden können.

Je nach Art der Krankheit, bei denen Fieber auftritt, können natürlich andere Mittel gegeben werden. In der bereits erwähnten *Kindersprechstunde* sind mehrere Beispiele für Ihre individuelle Hausapotheke zu finden.

Hier noch einmal für die Hausapotheke die angeführten Medikamente bei Fieber:

Fieber- und Zahnungszäpfchen (Weleda)

Aconitum/China comp. Suppositorien für Kinder (Wala)

Ferrum phosphoricum comp. (Weleda)

Apis Belladonna Globuli velati (Wala)

Erkältungstropfen (Heel)

Fieberkrämpfe

Wer einmal Fieberkrämpfe bei seinem Kind erlebt hat, möchte das fortan gern vermeiden, und zwar für sich selbst wie auch für das Kind. Die Gefahr eines Fieberkrampfs ist einer der Gründe, die Eltern und Fachleute (Ärzte, Krankenschwestern, Arzthelfer usw.) angeben, wenn sie sich für ein fiebersenkendes Mittel entscheiden. Zu Unrecht.

Was geschieht bei einem Fieberkrampf, und wie kann man ihn verhindern?

Eine Konvulsion bei Fieber ist ein richtiger epileptischer Anfall. Kleinkinder bilden die sensibelste Gruppe, und einige von ihnen sind besonders anfällig für Fieberkrämpfe. Sehr schnell überspült bei ihnen die Hitze die Kühle des Kopfes und verwirrt die neurologischen Prozesse. Die Funktion des Gehirns wird durch Fieber gestört. (Das weiß jeder, der schon einmal mit Fieber ein Examen durchstehen musste.) Oft phantasieren Kinder bei Fieber, dann arbeitet das Gehirn nicht mehr so, wie es sollte. Bis ins Alter von 5 bis 6 Jahren reagiert das Gehirn – anders als danach – noch stark als ein Ganzes. Eine kleine Störung breitet sich schnell über andere Teile des Gehirns aus, was zu einem Fieberkrampf führen kann. Das gilt nicht nur für eine Störung durch Fieber, sondern beispielsweise auch für eine Störung durch Austrocknung oder den Verzehr eines Giftpilzes. Ab dem sechsten Lebensjahr sind die neurologischen Bahnen so weit ausgereift, dass die Störung an einer Stelle sich nicht mehr so schnell auf das übrige Gehirn ausbreitet.

Wie können wir die unangenehme, ansonsten aber ungefährliche Situation am besten vermeiden? Dazu müssen wir einen Unterschied machen zwischen Kindern, die schon einmal einen Fieberkrampf gehabt haben, und solchen, bei denen das nicht der Fall war.

Gab es bereits einen Fieberkrampf?

Wenn ein Kind schon einmal einen Krampf während einer Fieberattacke gehabt hat, ist die Gefahr groß, dass dies noch einmal geschieht. Erschwerend kann hinzukommen, dass sich vor allem bei Kleinkindern im Krippenalter eine fiebrige Krankheit oft nicht ankündigt: Plötzlich hat das Kind 39° Fieber. Oder vom einen auf den anderen Moment tritt ein Fieberkrampf auf.

Dies kann passieren, wenn die Temperatur schnell steigt, also oft zu Beginn der Krankheit. Aus dem Grund wurde gelegentlich der Rat gegeben, diesen Kindern prophylaktisch ein Anti-Epilepsie-Mittel zu verabreichen. Angesichts des geringen Risikos eines Krampfes bei Fieber sowie aufgrund der möglichen Nebenwirkungen des Medikaments sollte hiervon allerdings Abstand genommen werden. Wenn ein Kind jedoch sehr oft krank ist und es dabei auch oft zu Krämpfen kommt, könnte man dies in einem Gespräch mit dem Arzt in Erwägung ziehen.

48

Bemerken die Eltern, dass sich eine Krankheit ankündigt, gibt es zu einem frühen Zeitpunkt zwei Varianten. Man kann entweder so schnell wie möglich mit Paracetamol beginnen (im Prinzip alle 4 Stunden), oder man verabreicht, ebenfalls so schnell wie möglich, Belladonna in Form von Zäpfchen oder Globuli und ergreift andere Maßnahmen, um dem Wärmestau im Kopf entgegenzuarbeiten. Das heißt also: Zuerst dafür sorgen, dass Beine und Füße gut warm werden und dann die Wärme dorthin »ableiten«, etwa mit Zitronensocken, und dem Kind außerdem viel Flüssigkeit geben.

Tritt der Fieberkrampf zum ersten Mal auf?

Wenn es sich um ein Kleinkind ab etwa 3 Jahren handelt, das zwar bereits mehrmals Fieber, jedoch keinen Stau zum Kopf oder Fieberkrämpfe durchgemacht hat, wird es ohne die genannten Medikamente gesund werden. Dasselbe gilt für ein Kleinkind unter drei Jahren, das bisher nur sehr selten Fieber hatte. In beiden Fällen sollte man die bereits genannten Maßnahmen zum Begleiten des Fiebers ergreifen.

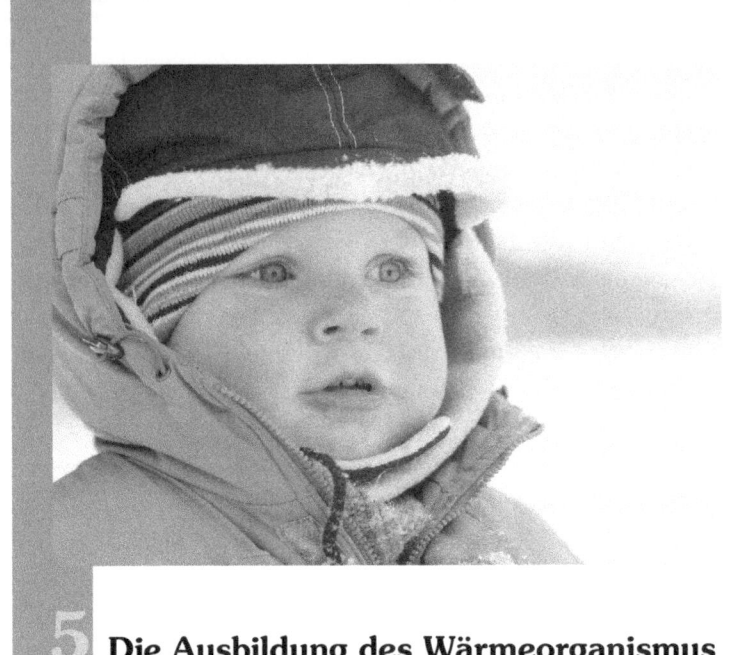

5 Die Ausbildung des Wärmeorganismus

Muss der Wärmeorganismus ausgebildet werden? Oder entwickelt er sich aus sich selbst heraus? Auf diese Fragen wollen wir im folgenden Kapitel eingehen.

Ja, der Wärmeorganismus muss ausgebildet werden, und, ja, der Wärmorganismus entwickelt sich auch aus sich selbst heraus. Es ist wie mit allen natürlichen Prozessen im Menschen, wie etwa der Ernährung und dem Umgang mit Gefühlen. Sie entwickeln sich aus sich selbst heraus, aber ein wenig Begleitung kann nicht schaden.

In Kapitel »Abenteuer« haben wir vier Wärme-Ebenen voneinander unterschieden. Hier werden sie noch einmal genannt, diesmal ergänzt durch charakterisierende Hinweise im Hinblick auf ihre Ausbildung.

Ich Ebene	Begeisterung	Vorbild sein, Anleiten
Seelen-Ebene	Begegnung	Anregung, Herausforderung
Lebens-Ebene	Energie	Versorgung
Physische Ebene	Wärme	Ruhe bieten, Behütung

Wie haben schon davon gesprochen, dass die vier Ebenen einander durchdringen und aufeinander einwirken. Für die *Erziehung* gilt, dass wir von »oben« nach »unten« blicken.

Dies beginnt bei der Wärme der Begeisterung, die in die Intensität und Intimität der Begegnung hineinwirkt. Das hat unmittelbar Konsequenzen für den Energiehaushalt und das Gefühl des inneren Wohlbefindens. Die messbare Temperaturkurve ist das Resultat des gesamten Prozesses.

Je jünger ein Kind ist, desto größer ist der Anteil der Versorgung, den die Erwachsenen übernehmen. Ein Baby kann noch keines der vier Ebenen selbst versorgen, das Kleinkind muss es lernen, für seine eigene physische Wärme zu sorgen, und mit etwa sieben Jahren muss es dies bereits teilweise können. Dann folgt das Üben im Umgang mit den eigenen Energieprozessen, zum Beispiel rechtzeitig zu essen und zu trinken. Nach der körperlichen Pubertät um das 14. Lebensjahr sollte das Kind dies können.

Dann folgt das Üben mit Wärme und Kälte in Freundschaften, in Liebe und Abneigung. Erst im Erwachsenenalter wird der junge Mensch mit seiner eigenen Motivation, seiner eigenen Begeisterung allein gelassen. In natürlicher Abfolge lernt der heranwachsende Mensch schrittweise, seinen Wärmeorganismus zu beherrschen. Erst wenn der Mensch 28 Jahre alt ist, können die Erzieher sehen, was aus dem »Wärme-Ausbildungs-Projekt« geworden ist.

Im Folgenden wird die Ausbildung der verschiedenen Phasen von »oben« nach »unten«, also von der Begeisterung bis zur physischen Wärme besprochen.

In der folgenden Tabelle ist angeben, in welchen Phasen die Erwachsenen in der Umgebung des Kindes die verschiedenen Wärme-Ebenen versorgen, welches die Übungsphasen sind und wann die Aufgabe der Erzieher beendet ist.

	0 bis 3 J.	bis 7 J.	bis 14 J.	bis 21 J.	bis 28 J.
physische Wärme		■			
Energie			■		
Begegnungs-wärme				■	
Begeisterung					■

Umgebung versorgt das Kind	Übungsphase

Die Ausbildung der Begeisterung

28 Jahre lang also steht der Erzieher seinem Kind bei der Ausbildung der höchsten Wärme-Ebene, der Begeisterung, zur Seite.
Zugleich ist dies vielleicht das schwierigste Gebiet. Denn das, was
uns selbst antreibt, unsere Ziele im Leben, sind nicht per definitio-
nem die unserer Kinder. Im Laufe der Jahre können wir vielleicht
ahnen, wozu das Kind auf die Erde gekommen ist. Manchmal fügt
sich dies nahtlos an die Veranlagungen, die Begabungen an, die
unser Kind mitbringt. Doch man kann sich hier auch sehr täu-
schen. Nicht jedes musikalische Kind wird professioneller Musiker, nicht jedes Kind mit einer sportlichen Veranlagung wird zum
Spitzensportler. Es lässt sich aber etwas über das, was das Kind
wirklich will, erahnen, wenn wir auf Geschichten achten, bei denen es still wird, oder wenn wir aufmerksam darauf sind, welche
Menschen es bewundert.

Wie lässt sich Begeisterung ausbilden? Vor allem wohl, indem
wir eine Atmosphäre schaffen, in der Begeisterung etwas Norma-
les ist. Indem wir dem Kind vorleben, dass man selbst sich für et-

was erwärmen kann, sich wirklich damit verbindet, ihm treu bleibt. Das Schlimmste für diese erste Ebene ist Zynismus. Menschen, die sich durch ihre Vergangenheit eine sarkastische, zynische Lebenshaltung angewöhnt haben, fällt die Erziehung ihrer Kinder schwer. Zynismus lässt die Flamme der Begeisterung erlöschen, so wie Hass die Liebe. Andrerseits sind es oft gerade Kinder, die in der Lage sind, das erkaltete Herz des Zynikers auftauen zu lassen. Wenn das gelingt, ist ein großes Wunder geschehen.

Begeisterte Menschen können etwas Naives an sich haben. Das stimmt: Die Wärme macht sie jung. Man könnte behaupten, das sei ein bisschen gegen den Trend, den Zeitgeist, in dem Ratio und Spaß stärker gewürdigte Triebfedern sind als die Wärme der Begeisterung. Und doch ist es auch ansteckend, wie man jedes Jahr wieder am Strand feststellen kann, wenn man sieht, wie Väter mit ihren Kindern Sandburgen bauen. Und warum sieht man die Mütter so selten dabei? Vielleicht genießen sie die ungewohnte Rolle ihres Partners.

Die Ausbildung der Begegnung

Etwa einundzwanzig Jahre lang darf sich der Erzieher um den Wärmeorganismus seines Kindes auf der Seelenebene kümmern. Wenn es noch klein ist, wird er es vor Freundschaften und Antipathien schützen, die das Kind zu viel Energie kosten würden.

Während der Schulzeit soll das Kind lernen, wie es mit seinen eigenen Sympathien oder Antipathien oder denen der anderen umgehen kann. Die Schule sieht sich zunehmend auch hier in der Verantwortung. Das ist auch nur gut, denn die Schule ist das beste Übungsfeld auf diesem Gebiet. Das Thema »Streitschlichtung« ist inzwischen an vielen Schulen Standard geworden. Hier lernen die Schüler mithilfe von Verhandlungsmodellen, Konflikte beizulegen. Der Kompromiss ist dann häufig die sogenannte Lösung. Dabei wäre es oft auch angebracht, etwas *auszuhalten* und zu lernen, mit jemandem gründlich uneins zu sein, ihn für einen Mistkerl zu halten! Denn die wirkliche Lösung einer scheinbar hoffnungslosen Pattsituation kommt oft aus einer völlig unerwarteten Ecke. Und zwar nicht in Form eines Kompromisses, sondern aufgrund einer neu geschaffenen Wirklichkeit. Vielleicht war der Florian aus unserer Geschichte zu Anfang so einer, den keiner leiden konnte. Vielleicht war Bert ein schrecklich pragmatischer Opportunist, der einfach nicht wusste, wie er sonst an einen Mast für sein Floß kommen sollte. Vielleicht hat sich Florian jetzt eine neue Position erobert, weil er so gut mit den Tauen umgehen konnte.

Noch einmal später, in der Pubertät, ist die Rolle des Erziehers natürlich wieder eine ganz andere. In seine Beziehung zum Kind muss ein neues Gleichgewicht kommen zwischen warmem Interesse und »Find-es-ruhig-selbst-heraus«. Das Schlimmste, was einem Kind auf diesem Gebiet passieren kann, ist Gleichgültigkeit seiner Erzieher. Dass die Auffassung eines Erziehenden nicht immer Zustimmung oder auch nur Anerkennung findet, bedeutet nicht, dass er als Person nicht unglaublich wichtig wäre. Natürlich ist die Zeit vorbei, in der der Erwachsene bestimmen kann, mit welchen Bekannten und mit welchen Aktivitäten das Kind seine Zeit verbringt. Doch er sollte wissen, womit er / sie beschäftigt ist und was er / sie so alles erlebt. Die größten Hilfen bei der Erziehung in diesem Bereich sind Mitgefühl, Nachsicht, Humor und Beharrlichkeit. Wenn Sie alle diese Eigenschaften besitzen, sind Sie ein idealer Erzieher. Schwierig wird es, wenn bei Ihnen Wut, Rechthaberei, Launenhaftigkeit und Miesmacherei hineinspielen. Zum Glück sind Kinder nicht nachtragend, wenn sie wahrnehmen, dass die Erwachsenen Bereitschaft zeigen, das hier und da eigene unangemessene Verhalten einzugestehen.

Sehr hilfreich für die Ausbildung dieser Form der Wärme ist es, wenn der Abend in einer ruhigen, offenen Stimmung beendet werden kann. Eventuell bewahren Sie die Lösung eines unangenehmen Problems für den nächsten Tag auf.

Kunst

Es ist ein unschätzbares Privileg, wenn ein Kind sich während der Schulzeit mit Kunst beschäftigen kann. Denn Kunst ist für das Alter zwischen 14 und 21 Jahren mehr als nur eine nette Nebenbeschäftigung. Sie schafft vielmehr die Möglichkeit, auf nonverbaler Ebene das Abstandnehmen und Sich-verbinden zu üben. Gerade durch die Kunst können sensible Bereiche seiner Seele versorgt werden: Bereiche, die aus der Wärme reagieren können und nicht aus der Logik, dem Spaß oder dem Eigennutz. Der Heranwachsende kann dann entdecken, dass sein Gefühl für das, was wertvoll ist, sich von dem unterscheidet, was andere empfinden. Es sollte zur Selbstverständlichkeit werden, dass jeder junge Mensch musiziert, schauspielert, bildhauerisch tätig ist oder irgendeine andere künstlerische Tätigkeit ausübt.

In der Zeit vor der Pubertät spielt die Kunst eine andere Rolle. Da geht es noch nicht so sehr darum, seinen eigenen Stil zu finden, sondern zu lernen, was vom Erwachsenen als schön oder hässlich angesehen wird. Es ist gut, wenn Kinder einige Techniken erlernen und verstehen, dass Basteln etwas anderes ist als ein kreativer Prozess.

In der Zeit vor dem siebten Jahr spielt Kunst in dem Sinn eine Rolle für Kinder, dass sie sich eigentlich den ganzen Tag über in einem kreativen Prozess befinden – sie können nämlich den ganzen Tag lang spielen. Dass der kreative Prozess vor dem Bildschirm nicht gefördert, sondern gehemmt wird, will ich an dieser Stelle doch noch bemerken. Und: Mit Spielen ist nicht Gamen gemeint.

Manchmal geschieht es, dass Eltern die notwendige Wärme ihrem Kind gegenüber verlieren. Dann ist Begleitung angesagt. Oft beginnt dies damit, dass die Eltern Wärme und Nachsicht sich selbst gegenüber wiederfinden. Wenn diese Stimmung zurückgewonnen wurde, können Eltern meistens auch wieder einen Raum schaffen, in den das Kind passt. Und dieser Raum ist notwendig, wenn man sein Kind wieder näher heranziehen will – näher an sich, an die Erde, an sich selbst, oder auch an sein Schicksal.

Im Allgemeinen wollen Eltern für ihre Kinder nur das Beste. Für viele Eltern ist es daher furchtbar, wenn irgendetwas unangenehm ist für ihr Kind. Ich spreche hier nicht von wirklich schrecklichen Ereignissen, sondern von Alltäglichem, dass beispielsweise ein Freund nicht mit dem Sohn spielen wil, oder eine Freundin die Tochter nicht zum Geburtstag eingeladen hat. Oft neigen Eltern dazu, solche Dinge für das Kind zu regeln. Dagegen ist im Prinzip nichts einzuwenden, doch die Sorge kann auch zu weit gehen und zu einer Überbehütung führen.

Wie soll ein Kind sich entwickeln können, wenn es nie gelernt hat, mit Langeweile oder Enttäuschung zurechtzukommen? Lange nicht immer ist es notwendig, dass Sie als Eltern eine Lösung vorschlagen. Kinder wissen oft ganz gut selbst, wie sie sich in einer vertrackten Situation verhalten sollen. Manchmal finden sie nur die Lösung nicht so schnell, oder sie halten es für bequemer, ihr Problem auf die Eltern abzuschieben. Was hätte Florian wohl gemacht, wenn seine Mutter gedacht und gesagt hätte: »Du langweilst dich, Florian. Ich bin gespannt, wie lange du das durchhältst!« Dadurch hätte sie ihm zu verstehen gegeben, dass sie seine Langeweile bemerkt hat und dass sie ehrlich daran interessiert ist, wie er sich daraus befreit.

Während der Grundschulzeit kann ein Kind recht gut lernen, diese »interessierte Zurückhaltung« zu ertragen. Damit wird seine eigene Verantwortung und Initiative angesprochen. Wenn Sie dieses vor Beginn der Pubertät mit sich und Ihrem Kind eingeübt haben, braucht es sich in der Pubertät vielleicht nicht so heftig gegen Ihre guten Absichten zu verwahren.

Die Ausbildung des Energiehaushalts

Etwa vierzehn Jahre lang haben Sie Zeit, Ihr Kind zu lehren, richtig mit seinem Energiehaushalt umzugehen. Dazu ist eine ganz andere innere Haltung nötig als für die Phase, die eben besprochen wurde. Dort ging es um die Gefühle. Hier geht es um rhythmische Prozesse, die ein unverzichtbarer Aspekt des Lebens sind. Je weniger ein Kind darüber nachdenken muss, desto besser gedeiht es.

Wie selbstverständlich fügen Sie als Erzieher Rhythmen in das Leben des Kindes ein: Essen und Verdauen, Aktivität und Ruhe, Arbeiten und Schlafen, aktiv lernen und ruhig einer Geschichte lauschen. Manchen Eltern gelingt dies mühelos, sie folgen ihrem eigenen, gesunden inneren Rhythmus und nehmen ihre Kinder darin mit.

Doch manchen modernen Eltern mit einem anstrengenden Leben, wechselnden Arbeitszeiten und einer ganzen Reihe von Verpflichtungen wird viel abverlangt, um diesen Bereich lebendig und mit Bewusstsein zu gestalten. Dann erfordert es vom Erwachsenen, den Tag und die Woche bewusst so zu planen, dass für das Kind oder die Kinder Rhythmus und Regelmäßigkeit entstehen. Für diese Ebene (das gilt nicht per se für die anderen Ebenen) ist die klassische Familie mit einer Mutter oder Oma, die immer da ist und für den Rhythmus sorgt, ideal.

In den ersten Jahren versorgen die Eltern das Kind rundum: Wann es ins Bett geht und aufsteht, wann das Essen auf den Tisch kommt und was gegessen wird, die Portionen, die aufgefüllt werden, die Kleider, die Sie ihm anziehen und so weiter – all das wird von den Eltern vorgegeben.

Nach und nach beziehen Sie das Kind mit ein. Als Schulkind sollte es selbst merken, wenn es friert und sich dann etwas anziehen, es sollte selbst merken, wenn es Hunger hat (beispielsweise dadurch, dass es schlecht gelaunt ist) und dann wissen, was es sich nehmen darf. Es sollte eine Wahrnehmung dafür entwickelt haben, wann seine Energie fast verbraucht ist, und in der Lage sein, sich selbst Ruhephasen zu schaffen. Es ist günstig, wenn Ihnen dies vor der Pubertät gelingt, denn danach sind gute Gewohnheiten viel mühsamer zu erlernen.

Über das »Abhärten«

Wenn wir als Eltern eines ganz sicher nicht wollen, dann ist es, dass unser Kind überempfindlich, dass es eine Treibhauspflanze wird. Es muss doch den Stürmen des Lebens standhalten können! Es muss doch Widerstand aufbauen und sich nicht bei jedem Luftzug erkälten! Doch was ist das eigentlich: Widerstand aufbauen? Im Rahmen dieses Buches lautet die Frage: Ist es hilfreich, Kinder abzuhärten? Um diese Frage richtig beantworten zu können, unterscheiden wir die verschiedenen *Wärmeebenen*.

– Das Ich kann mit Abhärtung nichts anfangen. Wenn es sich auf der Erde manifestieren will, braucht es einen geschmeidigen, nachgiebigen, elastischen, gefügigen Wärmeorganismus.

– Die Seele muss einen Rückschlag aushalten können. Es kann nicht schaden, den Umgang mit Widerständen und Rückschlägen zu üben. Dieses Üben gilt auch für die Wärme und die Kälte in den menschlichen Begegnungen und den dazugehörigen Gefühlen. Wie an anderer Stelle erklärt wird, gilt dies kaum für die Zeit des Kleinkindes, etwas mehr für die Schulzeit und erst richtig ab der Pubertät.

– Der Energiehaushalt: Die Wärmeversorgung, die für die Bewegung, die Entwicklung, die Überwindung von Krankheiten etc. notwendig ist, muss geschmeidig, nachgiebig, elastisch und anpassungsfähig werden. Abhärtung spielt dabei nur eine begrenzte Rolle. Anders ausgedrückt: Es ist gut, wenn der Wärmeorganismus es lernt, sich an viele verschiedene Situationen anzupassen. Unser wechselndes Klima mit seinen Jahreszeiten bietet dafür von selbst ausreichende Übungssituationen. Es ist nichts dagegen einzuwenden, wenn ein Kind es lernt, seinen Wärmeorganismus so zu aktivieren und zu regulieren, dass es sich bei Kälte und Nässe gleichermaßen wohl fühlt. Sie brauchen als Eltern nicht das ganze Jahr hindurch täglich mit Hilfe von Unterhemden, Mützen und Mänteln eine neutrale Temperatur zu garantieren. Doch auch das Gegenteil ist nicht gemeint.

– Ein Kind sollte sich nicht gegen eine Situation wehren müssen, der es nicht gewachsen ist. Wenn wir das unter Abhärtung verstehen, erreichen wir das Gegenteil dessen, was wir beabsichtigen. Dann kann das Ich sich nicht mit seiner Körperwärme verbinden, und das bedeutet eine Schwächung der Abwehr und der Widerstandskräfte. Wenn dies dann und wann einmal passiert, ist das natürlich kein Problem. Aber als *Methode* ist Abhärtung ungeeignet. Es ist vielleicht toll und erregt einige Aufmerksamkeit, im Winter mit kurzen Hosen Sport zu treiben, wenn Ihr Kind aber steif vor Kälte nach Hause kommt, hat es sich keinen Widerstand erworben. Andererseits ist eine Schneeballschlacht viel reizvoller ohne Wintermantel und Schal. Wenn Ihr Kind warm und glücklich mit kalten Händen nach Hause kommt, hat es einen wunderbaren Nachmittag gehabt. Gut für seinen Widerstand.

– Der physische Leib, der Körper des Kindes, zeigt das Endergebnis, wenn Abhärtung geübt und Widerstand aufgebaut wurde. Wenn er zu viel verkraften musste, wird der Körper dadurch allerdings nicht geschmeidiger, sondern zerbrechlicher. Wenn er auf gesunde Art seinen Widerstand aufbauen konnte, behält er bis ins hohe Alter seine Spannkraft.

Zusammenfassung
Das Ich des Kindes ist stark von den Umständen abhängig, die sein Körper ihm bietet und den wir ihm bieten.
– Die Seele des Kindes muss es lernen, durchzuhalten und sich zu manifestieren.
– Der Lebensorganismus muss üben, mit unterschiedlichen Umständen fertig zu werden.
– Der Körper des Kindes muss – einschließlich seiner Wärme – behütet und geschützt werden.

Die Ausbildung der physischen Ebene, des Wärmorganismus

Sie haben etwa vierzehn Jahre Zeit, den Wärmeorganismus Ihres Kindes so gut kennenzulernen, dass Sie wissen, wie Sie ihn mithilfe der Einflüsse aus den oberen Schichten korrigieren können. Eingreifen in diesen Bereich sollte man – von Ausnahmezuständen abgesehen – jedoch nicht. Wenn ein Kind Fieber hat oder unterkühlt ist, werden Sie auf dem physischen Gebiet etwas unternehmen: kühlen oder erwärmen. Abgesehen davon ist die physische Wärme Ihres Kindes das Endresultat von Prozessen aus den anderen drei Ebenen.

Und was ist dann mit den Mützen, Fäustlingen, der Wollunterwäsche und warmen Stiefeln? Dass die Kinder in einigen Ländern im Allgemeinen richtiger gekleidet sind als in anderen, hängt meiner Meinung nach mit einer unterschiedlichen Versorgung der Ebene des Energiehaushalts zusammen. Dass es beispielsweise in einigen Ländern vor allem bei jüngeren Menschen als modern gilt, das ganze Jahr über in Baumwollkleidung und nackten Füßen in Turnschuhen herumzulaufen, ist ein kulturell gelagertes Wärmeproblem, das wir in diesem Buch kaum lösen werden. Es sagt aber etwas darüber aus, wie auch in europäischen Ländern vollkommen unterschiedlich mit dieser Thematik umgegangen wird. Um nur ein Beispiel zu nennen: Ich habe beobachtet, dass Kinder in der Schweiz signifikant häufiger den Jahreszeiten und ihren Temperaturen entsprechend in Wolle oder eben leichtere Kleidung gehüllt sind als in den Niederlanden. Auf diesen Punkt möchte ich im Folgenden ausführlicher eingehen.

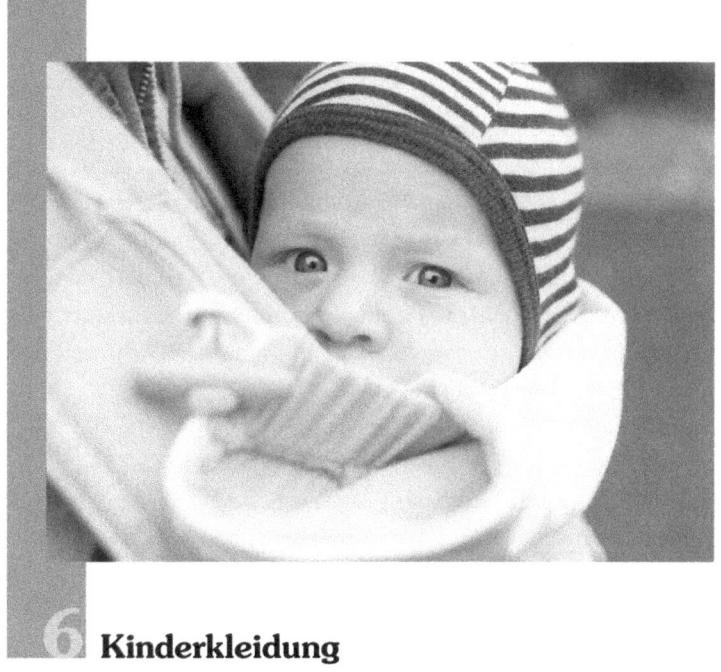

6 Kinderkleidung

Zweifellos kommt der Bekleidung eine große Bedeutung für die Versorgung der Wärme zu, wenn auch nicht die einzige, wie wir im Kapitel über die Erziehung des Wärmeorganismus gesehen haben. In dem Kapitel über Kinderbekleidung wird vor allem die *Qualität* der Kleidung in den Mittelpunkt gestellt.

Die Haut, die Wärme und die Kleidung

Zum Regulieren der Wärme spielt die Haut die wichtigste Rolle beim Menschen. Wenn man die Durchblutung reduziert, wird die Wärmeabgabe stark vermindert, bei einer Steigerung der Durchblutung wird Körperwärme verstärkt abgegeben. Die Wirkung dieser Form der Regulierung wird von der Wirkung des Transpirierens noch übertroffen. Durch das kontinuierliche Verdampfen von Schweiß infolge der Luftzirkulation wird dem Körper mindestens zehnmal so viel Wärme entzogen. Je stärker eine körperliche Anstrengung, desto größer wird natürlich die Schweißproduktion, wodurch die Wärmeabgabe noch einmal stark zunimmt (s. Abbildung 7).

Die Haut ist keine undurchlässige Grenze. Abfallstoffe des Stoffwechsels können über den Schweiß abtransportiert werden. So kann man am Kind oft riechen, welche Nahrung es zu sich genommen hat. Umgekehrt können auch Stoffe, zum Beispiel Chemikalien und Metalle, durch die Haut aufgenommen werden. Durch die Haut kann der Mensch vergiftet werden, wenn schädliche Stoffe in seiner Kleidung verarbeitet wurden.

So hängt es zu einem großen Teil von der Kleidung des Menschen ab, ob seine Haut ihre Funktion richtig erfüllen kann. Für Kinder, die ja noch nicht selbst für ihre Kleidung sorgen, liegt die Verantwortung bei den Eltern. Erziehen bedeutet: Ich versorge mein Kind mit den vier Elementen Erde, Wasser, Luft und Feuer:

Erde:	Ich sorge für sein Essen.
Wasser:	Ich sorge für sein Trinken.
Luft:	Ich sorge für gute Luft.
Feuer:	ich sorge für eine behagliche Wärme.

Bei den Elementen Erde, Wasser und Luft ist es vielleicht selbstverständlicher, neben der Quantität auch die Qualität zu beachten.

Essen

Was das Essen angeht, wissen alle Eltern, dass es nicht nur auf die Menge an Kohlehydraten, Eiweiß, Fetten und Vitaminen ankommt. Immer mehr Menschen wählen für sich und ihre Kinder Nahrungsmittel aus biologischem oder biologisch-dynamischem Anbau. Dabei geht es nicht nur um das *Weglassen* von Pflanzenschutzmitteln und Kunstdünger, sondern auch um das *Zulassen* natürlicher Einflüsse auf die Pflanze oder das Tier.

Pflanzen und Tiere gedeihen am besten, wenn sie sich den Einflüssen von Sonne, Mond und Sternen öffnen können. Aus dem Grund rät Maria Thun in ihrem *Aussaatkalender* für bestimmte

Tage zu Aussaat, Umtopfen, Ernten und Verarbeiten von Nahrungspflanzen, für andere Tage rät sie davon ab. Dabei bezieht sie den Stand von Sonne, Mond und Sternen mit ein. Daher ist es für manche Bauern inakzeptabel, die Hörner ihrer Kühe zu kupieren. Die Hörner sind notwendig, um den kosmischen Einflüssen freien Zugang zum Tier zu geben. Ohne Hörner sind sie anfälliger für Krankheiten, und ihre Milch ist von minderer Qualität.

Trinken

Für die Flüssigkeit, die wir unseren Kindern und uns geben, gilt dasselbe. Wie wunderbar ist es, Wasser aus einem klaren Gebirgsbach zu trinken! Deshalb verwenden viele Menschen lieber Quellwasser aus Flaschen als Leitungswasser aus dem Wasserhahn. Unser Körper besteht zum größten Teil aus Wasser. Dieses Wasser ist vom Menschen ganz persönlich gemacht, ist *eigenes* geworden. Dadurch erfüllt dieses Körperwasser seine Aufgabe, Träger aller Lebensprozesse zu sein. Im Wasser lebt das Leben. Wasser aus einem Gebirgsbach oder Quellwasser ist für den Menschen bedeutend bekömmlicher als bearbeitetes Wasser, weil es noch offen für Einwirkungen von außen ist, vom Makrokosmos, von Sonne, Mond und Sternen und vom Mikrokosmos, vom Menschen selbst. Bearbeitetes Wasser und ganz sicher Leitungswasser mit Beimischungen, die es »unschädlich« machen sollen, bildet ein starkes Handikap für den Gebrauch durch den Menschen. Wir können es uns nur schwer einverleiben.

Luft

Dass die Luftqualität unsere Gesundheit beeinflusst und bestimmt, weiß auch jeder. Wir brauchen kein Asthma zu haben, um zu wissen, dass man in sauberer Luft freier atmet als in Smog. Für niedrig gelegene und dichtbevölkerte Städte wie Athen, Tokio und London ist die Luftverschmutzung als krankmachender Faktor ein riesiges Problem. Sauberes Wasser und saubere Luft sind weltweit Gesundheitsthemen.

Für Essen, Trinken und Luft ist Qualität ein zunehmend selbstverständliches Thema. Wir achten darauf, mehr oder weniger dazu gezwungen durch die Nebenwirkungen unserer modernen Gesellschaft.

Wärme

Wie sieht es mit der Wärme aus? Man sollte meinen, dass gerade bei der Wärme die Qualität eine Hauptrolle spielt. Denn sie ist das Persönlichste, was wir haben. In der Wärme entwickelt sich das Ich. Wer für seine Wärme sorgt, sorgt für seine Ich-Entwicklung. Wer für die Wärme seines Kindes sorgt, sorgt für die Ich-Entwicklung seines Kindes.

Betrachtet man die Arbeit pädagogischer Beratungsstellen und anderer Institutionen, die Eltern mit ihren Kindern aufsuchen, vermisst man oft die Qualität der Wärme im Umgang. Bei vielen modernen Eltern lässt sich bei der Erziehung und Versorgung darüber hinaus häufig auch ein Mangel an Wärme hinsichtlich der Quantität feststellen.

Dies geschieht in der Regel nicht bewusst. Die meisten Eltern haben nie abgewogen: »Wärme und Wärmequalität sind zwar superwichtig, aber ich setze es ganz unten auf meine Prioritätenliste.« Man kann den Eindruck haben, das Thema habe gesellschaftlich an Relevanz verloren. Wie Eltern ihre Kinder anziehen, wird nicht in erster Linie von der Qualitätsfrage bestimmt, sondern von anderen Faktoren. Zum Beispiel, ob sie einfach zu waschen, preiswert, farbecht oder trendy sind.

Dieses Kapitel dient deshalb dazu, der Bekleidung den Status zu geben, der ihr zukommt: als *wichtigster Faktor in der Qualität und Quantität der Wärmeerziehung.*

Aura

Doch am Anfang soll die Frage stehen: Weshalb kleiden wir uns selbst und unsere Kinder? Sehen wir einmal ab vom Aspekt der Nützlichkeit, zu dem wir später kommen, wenn die unterschiedlichen Materialien besprochen werden. Also, unabhängig von der Tatsache, dass es praktisch ist, sein Kind mithilfe von Kleidung gegen Kälte und Hitze zu schützen: Welche Kleidung ziehen Sie Ihrem Kind an? Sie wollen, dass Ihr Kind sich wohl darin fühlt, dass es hübsch aussieht. Ist es das? Oder ist da noch mehr? Achten Sie auch auf die Stimmung gerade an dem Tag? Bei heiterem Wetter heitere Kleidung? Oder gerade umgekehrt: an einem grauen Tag farbenfrohe Kleidung? Oder achten Sie auch auf die Stimmung Ihres Kindes an dem Tag? Passen Sie seine Kleidung der Müdigkeit, der Hektik, der Ausgelassenheit des Augenblicks an? Oder hat bei Ihnen jeder Wochentag eine eigene Stimmung und Farbe?

Ist Sonntag ein besonderer Tag mit besonderer Kleidung? Ist Ihnen noch bewusst, dass jeder Wochentag nach einem der sieben Planeten benannt ist, jeder mit seinem eigenen Thema, seiner eigenen Stimmung? Daran könnten Sie mit der Kleidung sehr gut anknüpfen.

Uns kann die Frage interessieren, wie Formen, Farben und Motive der Kleidung ursprünglich entstanden sind. Einige Formen, Farben und Motive sehen wir noch in ihrem ursprünglichen Stadium bei den sogenannten primitiven Völkern. Traditionelle Trachten sind Überbleibsel eines längst verflogenen Wissens von den Kleidern und ihrer Bedeutung. Kleidung erfüllt vor allem dann ihren Zweck, wenn sie zur Aura des Menschen passt. Nicht jeder weiß, was eine Aura ist, daher zunächst eine kurze Erklärung.

Jeder Mensch ist umgeben von Farben und Formen. Die sind nicht mit normalen Augen, aber mit hellsehenden Augen sichtbar. Mit ein wenig Übung können viele moderne Menschen heutzutage Auren sehen. Sehr viele kleine Kinder sehen Auren um Menschen, Tiere und Pflanzen. Häufig verlieren sie dieses Wahrnehmungsvermögen später. Die Farben und Formen der Aura einer Pflanze sind Ausdruck ihrer Lebens- und Formkräfte. Für die Aura des Tieres gilt dies ebenfalls, aber hier kommen noch Seelenkräfte des Tieres hinzu. Die Aura des Menschen erhält darüber hinaus auch noch Farbe und Form seines Ich.

Vor sehr langer Zeit, als die Kleidung des Menschen erfunden worden ist, waren die Menschen, genau wie viele Kinder jetzt, hellsehend. Es erschien ihnen selbstverständlich, sich und ihren Kindern Kleider anzuziehen, die gut zu ihrer Aura passten. Deshalb bekamen Lehrer und Priester andere Kleidung als gewöhnliche Menschen. Deshalb trugen die Frauen andere Kleider als die Männer.

Eine der Veränderungen der menschlichen Aura im Laufe der Jahrhunderte ist die, dass sie näher an seinen physischen, sichtbaren Körper gekommen ist. Vielleicht ist es daher gar nicht so erstaunlich, dass die moderne Kleidung so eng am Körper getragen wird. Diese Bemerkung hat nichts zu tun mit einem Urteil über Hässlichkeit oder Schönheit von Kleidern, die alle Details enthüllen, anstatt sie zu umhüllen. Sie hat auch nichts mit einem Urteil über so eng anliegende Jeans zu tun, die einen zwingen, aufzustehen, wenn man zum Beispiel sein Handy aus der Hosentasche ziehen will …

Die Aura der Kinder liegt nicht dicht um ihren Körper herum. Wenn man dies bedenkt, so gibt es gute Gründe, Kindern locker sitzende Kleidung anzuziehen. Je jünger, desto lockerer. Ein Jeansanzug passt so gesehen nicht zum Säugling.

Einige Kleinkinder und auch ältere Kinder gedeihen gut bei locker sitzender Kleidung. Doch nicht alle. Bei einigen Kindern verstärkt lose, weite Kleidung das Grenzenlose, Lockere ihrer Konstitution. Mit etwas enger anliegender und festerer Kleidung ziehen Sie ihre Aura ein wenig zusammen. Und dabei fühlen sie sich wohl.

Der Grundgedanke dabei ist, dass Kleidung dann am besten passt, wenn sie zu der jeweiligen Aura passt. Eigentlich wissen wir das, nur nennen wir es meistens nicht so. Aber passen nicht viele Menschen ihre Kleidung der Stimmung des Augenblicks an? Zu einem Beileidsbesuch ziehen wir doch etwas anderes an als zu einem Geburtstag. Zum Strand etwas anderes als zu einer wichtigen Versammlung. Weshalb ist die meiste Nachtkleidung bequem und weit? Nachts wird unsere Aura weit und groß, weil unsere Seele und unser Geist den Körper verlassen. Wenn wir warm und lahm sind, dehnt sich unsere Wärme weit um uns herum aus. Die Ich-Organisation nimmt dann ihren Nacht-Modus ein. Enge Kleidung ist dann hinderlich, es sei denn, man will wach bleiben. Wenn man kalt ist und zittert, gelangt Wärme kaum durch die Haut. Dann ist feste, isolierende Kleidung am angenehmsten.

Zusammenfasend können wir sagen, dass einem Kind die Kleidung am besten passt, wenn sie sich in seine unsichtbare Hülle, seine Aura einfügt. Dann wird das Kind in seinem Selbstgefühl und seinem Wohlbefinden gestärkt werden, dann drückt die Kleidung in Form und Farbe aus, was das Kind selbst in seiner Art des Seins ausstrahlen kann. So wird auch die Ich-Entwicklung gestärkt, und das Kind ist von Kopf bis Fuß angenehm warm.

Nützlichkeitsaspekte

Weitere Anforderungen an gute Kinderbekleidung sind:
- Haltbarkeit, Festigkeit;
- Preis pro getragene Stunde;
- Waschbarkeit, kein Einlaufen;
- Sie lässt sich färben, verfärbt nicht;
- Isolierende Eigenschaften;
- Fähigkeit, Feuchtigkeit aufzunehmen;
- Nachhaltiges Produkt.

Diese praktischen Aspekte sollen jetzt für die einzelnen Textilfasern besprochen werden. Dabei wird deutlich werden: Wolle steht zunehmend auf Platz 1, Seide nimmt einen guten zweiten Platz ein, Baumwolle einen mittelmäßigen dritten, Leinen und Torf spielen eine Nebenrolle, sämtliche Kunstfasern pendeln irgendwo am Ende der Liste.

Wolle

Die meiste Wollkleidung ist aus Schafwolle gemacht. Wollschafe werden jährlich geschoren. Das ist gut für sie, dadurch kann sich das Fell regelmäßig erneuern. Seit Jahrhunderten, eigentlich seit Jahrtausenden gibt es eine Zusammenarbeit von Menschen und Schafen. Man könnte es so ausdrücken: Die Schafe sind unter anderem dazu da, um Menschen Wolle zu schenken.

Schafe kann man um den Polarkreis halten und ebenso am Äquator. Sie sind Kälte und Hitze gewachsen. Eine Schafherde zertrampelt Ihnen nicht den Boden, sondern pflegt ihn. Wenn man Schafe auf der Heide grasen lässt oder auf einem grasbewachsenen Deich, bleiben Heide oder Deich gesund und fest. Schafe sind mit wenig zufrieden und schenken sehr viel. Nicht nur ihre Wolle, auch Milch, Fleisch, Fell, Wollfett und Mist.

Wolle ist nicht irgendein Material. Wollkleidung schützt Menschen gegen Wärme und Kälte, sie ist verschleißfest, angenehm zu tragen, lässt sich färben, und, zu Fäden gesponnen, weben und stricken. Jahrhundertelang hat man Wolle aus diesen und anderen Gründen gebraucht, bevor jemand die technische Frage stellte: Wie ist das möglich? Wie schafft das Schaf dies alles?

Nach dem Scheren wird das Fell gewaschen, und ein Teil des überflüssigen Fetts wird entfernt. Dieses Wollfett, *Lanolin*, ist ein wertvoller Bestandteil vieler Salben und Cremes. Die Haare sind nicht glatt wie bei Rindern, sondern gekräuselt. Dadurch ist viel Luft in der Wolle, was für die Isolierung natürlich gut ist. Denn diese Hülle aus stehender Luft ist ein schlechter Wärmeleiter. Die Luft bildet eine Isolierschicht.

Das Verhältnis der Wollfasern zu Feuchtigkeit ist ebenfalls bemerkenswert. Im Gegensatz zu anderen Fasern, die bei Feuchtigkeit schlaff werden, braucht Wolle Feuchtigkeit, um fest zu sein. Darüber hinaus ist Wolle *hygroskopisch*, sie bindet Feuchtigkeit aus der Luft. Doch Wolle bleibt trocken, wenn Regen darauf fällt: Dieses Wasser saugt die Wolle nicht auf. Schneeflocken und Regentropfen schüttelt man einfach ab von Wollkleidung. Wenn aber Feuchtigkeit im Dampfzustand mit der Wolle in Kontakt kommt, beispielsweise von Schweiß oder Nebel, nimmt Wolle die Feuchtigkeit auf.

Wolle kann bis zu 40 % ihres Gewichts an Feuchtigkeit aufnehmen, ohne dass sie sich klamm anfühlt! Und noch mehr: Das Wasser wird in der Eiweißstruktur der Wolle chemisch gebunden. Dadurch »verschwindet« es. Bei dieser Reaktion wird Wärme frei. Wollkleidung sorgt also nicht nur für einen Luftmantel, sondern auch für einen Wärmemantel.

Die Wollfaser enthält – genau wie menschliches Haar – viel Keratin, ein Eiweiß. Dessen besondere Eigenschaft ist, dass es mit Säuren und alkalischen Stoffen eine Reaktion eingehen kann. Das ist praktisch zum Färben mit verschiedenen sauren oder alkalischen Farbstoffen. Vor allem aber neutralisiert die Wolle schädliche Stoffe (und Gerüche!), die der Mensch ausschwitzt, beispielsweise, wenn jemand krank ist oder sich übermäßig körperlich anstrengt. Sogar der Uringeruch wird in einem wollenen Windelhöschen bis zu einem gewissen Grade neutralisiert.

Vor allem bei trockenem Wetter kann Kleidung sich elektrisch aufladen. Das geschieht sehr stark bei Kunststoff und kann sehr unangenehm sein. Wenn ein kleines Kind auf einem Fußboden krabbelt, der nicht zu 100% aus natürlichem Material besteht, sondern teilweise aus Kunstfasern, und es selbst auch Kunstfasern in der Kleidung hat, können sehr hohe Spannungen aufgebaut werden. Das ist nicht nur sehr unangenehm für das Kind, wenn die Spannung sich mit einem »Tick« entlädt, sondern schadet auch seiner Gesundheit. Bei Wolle geschieht das nicht! Wolle verhält sich iso-elektrisch. Zwar können bei trockener Wolle ebenfalls niedrige Spannungen entstehen, sie sind aber nie schädlich.

Das geschorene Schaffell wird einer ganzen Reihe von Bearbeitungen unterzogen, ehe die Wolle zu einem brauchbaren Strickgarn wird. Nach dem Entfetten muss es kardiert werden, sodass die Wollfäden alle mehr oder weniger in eine Richtung verlaufen. Dann wird es gebleicht und gefärbt. Um die Wolle zu einem Faden spinnen zu können, muss eine Öl-Emulsion hinzugefügt werden. Diese Emulsion muss später auch wieder herausgewaschen werden. Es ist erstaunlich, was die Wolle alles über sich ergehen lassen muss und dennoch ihre wunderbaren Eigenschaften behält, die eingangs beschrieben wurden.

Wolle kann verfilzen. Manchmal ist das beabsichtigt, um der Kleidung eine gewisse Dichte oder Festigkeit zu geben. Manchmal aber ist das nicht beabsichtigt, was jeder weiß, der seinen Wollpullover zu warm, mit zu viel Waschmittel oder mechanisch zu kräftig behandelt hat. Man braucht Wollkleidung nicht so häufig zu waschen, aber wenn man es tut, bitte sehr vorsichtig.

Zusammengefasst: Wolle ist das ideale Produkt für Kinderbekleidung. Sie sorgt für eine schützende Hülle, die physisch spiegelt, was die Aura um das Kind herum tun muss: Sie hilft bei der Abgrenzung von der Außenwelt, führt aber nicht dazu, dass es abgekapselt ist. Sie unterstützt die Aufnahme von Impulsen der Außenwelt und hat eine filternde Wirkung. Durch ihre Eigenschaften kann man von einer »Verwandtschaft« mit dem Kind sprechen, das sich Schritt für Schritt mit seinem Körper und mit der Welt vertraut macht.

Seide

Seide ist ebenfalls ein tierisches Produkt, aber wie anders ist sie doch als Wolle! Wenn wir uns in den Ursprung der Seide vertiefen, gelangen wir in eine völlig andere Welt. Wie konnte jemals ein Mensch auf die abwegige Idee kommen, dass man die Fäden des Seidenspinnerkokons abwickeln kann, wenn man den Kokon in heißes Wasser taucht? Einer Überlieferung nach hat eine chinesische Prinzessin es mehr oder weniger zufällig entdeckt. Tatsächlich war die Seidenproduktion jahrhundertelang auf China begrenzt, wo man das Geheimnis der Fabrikation streng hütete. Seidenstoffe waren an den Fürstenhöfen Asiens und auch Europas sehr beliebt. Diesem Umstand verdanken wir die Seidenstraße. Durch die Seidenroute entstand der Austausch zwischen Ost und West. Die Seidenhändler brachten natürlich nicht nur Seide mit, sondern auch andere Handelswaren wie Gewürze und Porzellan.

Erst viele Jahre später wurde das Geheimnis nach Turkestan und Byzanz geschmuggelt. Heutzutage wird überall auf der Welt Seide produziert, und jeder kann sich in Seide kleiden.

Aber bis heute sind für dieses wunderbare Naturprodukt die Kokons des Seidenraupenschmetterlings notwendig. Die Raupen dieses Schmetterlings fressen nichts anderes als die Blätter des Maulbeerbaums, davon allerdings Unmengen. In sechs bis sieben Wochen wachsen sie von ungefähr 0,5 Zentimetern bis zu 9 Zentimetern und häuten sich während dieser Zeit vier Mal. Dann spinnt die Raupe einen Faden von 3 bis 4 Kilometern Länge, mit dem sie in drei Mal 24 Stunden ihren Kokon herstellt. In diesem Kokon bereitet die Raupe ihr Dasein als Schmetterling vor. Nach einer Verpuppung im Inneren des Kokons befreit sie sich nach acht Tagen aus ihrem Seidenkokon.

Wir fragen uns, aus welcher wunderlichen, geheimnisvollen Substanz dieser Seidenfaden eigentlich besteht. Vielleicht treffen wir den Kern, wenn wir sagen: Seide ist sichtbares Sonnenlicht. Wenn das Licht der Sonne in unsere Erdatmosphäre kommt, macht sie alle Dinge sichtbar. Durch die Sonne und die Atmosphäre gibt es Leben auf der Erde. Der Maulbeerbaum hat offenbar viel Verwandtschaft mit der Sonne. Denn seine Blätter, die das Sonnenlicht auffangen und mithilfe der Fotosynthese ihre Substanz bilden, dienen der sonnenverwandten Schmetterlingsraupe als Nahrung, um daraus Sonnenlichtsubstanz zu bilden.

Anders als bei der Wolle, die noch aufwendig bearbeitet werden muss, ist die Seide sofort fertig zum Gebrauch. Der einzelne Faden ist allerdings zu empfindlich; es müssen mehrere Fäden zusammengefügt werden, um einen brauchbaren Faden zu erhalten. Dann lässt er sich leicht färben und zu einem geschmeidigen Stoff verarbeiten.

Die Seide besteht ebenso wie die Wolle aus einer Eiweißsubstanz. Der Faden hat einen Kern und eine Art Mantel oder Schale. In diesem Zustand hat Seidenstoff keinen Glanz; erst wenn der Faden in einer Seifenlösung ganz oder teilweise entschält wird, erscheint der typische Seidenglanz. Der »kahle« Draht kann dann durch Metalllösungen wieder schwerer gemacht werden. Durch unterschiedliche Verarbeitungen entstehen die verschiedenen Seidensorten. Die bekanntesten sind Chappeseide, Bouretteseide, Cuiteseide, Ecruseide und Soupléseide.

Trotz ihrer Zartheit bietet Seide einen guten Schutz gegen Einflüsse von außen wie Sonne und andere Strahlung. Diese Eigenschaft erinnert an den Kokon, in dem die Raupe abgeschirmt war gegen physische Einflüsse der Erde wie Licht, Schwerkraft und Wetterverhältnisse. Drinnen, in diesem unirdischen Raum erfährt die Raupe eine gewaltige Metamorphose. Sie gibt ihr Raupendasein auf, sie stirbt als Raupe und wird als Schmetterling wiedergeboren.

Wer sich einmal in einem Raum mit Seidengardinen aufgehalten hat, konnte eine besondere Stimmung spüren, eine helle und doch intime Stimmung. Es ist die Stimmung, die Künstler gern für ihre Inspirationen gebrauchen und die man als meditativ bezeichnen kann.

Welche Bedeutung hat Seide für die Kinderkleidung? Viele Kinder können recht gut einen geschützten Raum gebrauchen. Denn auch sie müssen eine gewaltige Metamorphose durchmachen, die allerdings sehr anders aussieht als beim Schmetterling. Der kommt ja als Lichtwesen aus der erdgebundenen Raupe zum Vorschein. Das Kind aber kommt sozusagen als geflügeltes Lichtwesen zur Erde. Dort muss es sich »verpuppen« zum Erdenwesen. Bei der Raupe wird die Metamorphose durch die Seide möglich, die sie selbst spinnt. Dem Kind kann die von der Raupe geschenkte Seide eine Hilfe sein, die Metamorphose zu vollziehen. Sein Ich muss es tun, die Wärme aber ist die Brücke, und eine passende Kleidung erleichtert ihm den Übergang.

Kleidung aus Seide ist für Kinder nicht immer praktisch, da sie sehr empfindlich ist, viel Sorgfalt beim Waschen erfordert und leicht von ätzenden Stoffen angegriffen wird. Wenn sich ein Kind übergibt, muss man die Kleidung schnell abspülen. Seide nimmt leicht Farbe an, was sie anfällig für Flecken durch Obstsaft oder Spinat etc. macht.

Eine gute Lösung ist es, Seide und Wolle zu kombinieren. Die Robustheit der Wolle und die Schönheit der Seide liefern gemeinsam ein ideales Material für Kinderkleidung.

Baumwolle

Baumwolle wird vom Baumwollbaum gewonnen, der eigentlich eher ein Strauch ist. Die Faser der Baumwolle ist eine Zellulosefaser, also ein Kohlenhydrat. Baumwolle wird aus den reifen Samenkapseln des Baumwollbaums gewonnen. Die Zeit der Baumwollpflücker ist lange vorbei, die Ernte geschieht maschinell. Doch es gibt ein Problem. Die Samenkapseln sind nicht gleichzeitig reif. Dafür hat man jetzt eine Lösung gefunden. Der Baum wird mit einem Gift entblättert und bringt nun eine Notreife zustande. Dadurch werden die Samenkapseln nun doch fast gleichzeitig reif. Und für die maschinelle Ernte ist es praktisch, dass der Baum keine Blätter mehr hat. Ein anderes Problem besteht darin, dass der Baumwollbaum sehr anfällig für Schimmel und andere Krankheiten ist. Daher muss mit chemischen Bekämpfungsmitteln gearbeitet werden. Natürlich wird die Baumwolle nach der Ernte gereinigt, dennoch gilt es zu bedenken, dass diese misshandelte Pflanze – abgesehen von Kunststoffen – das Material für beinahe unsere gesamte Unter- und Oberbekleidung und auch für die Kleidung der Babys und Kinder liefert.

Baumwolle nimmt viel Feuchtigkeit auf. Aber im Gegensatz zu Wolle und Seide wird Baumwolle schnell klamm und feucht. Sie gibt die Feuchtigkeit nicht mehr ab. Die Pflanzenfaser ist auch nicht in der Lage, Abfallstoffe aus dem Schweiß zu binden. Sie bleiben als feuchte Schicht auf der Haut und können auch wieder in die Haut aufgenommen werden. Das ist keine gute Eigenschaft.

Aber Baumwolle hat auch erfreuliche Eigenschaften. Das Material ist recht stabil und verschleißfest. Es ist gut und auch heiß waschbar. Preiswerte Baumwolle kann allerdings stark einlaufen. Baumwolle kann mit kräftigen, bunten Farben farbecht gefärbt werden. Sie ist viel billiger als Wolle oder gar Seide. Allerdings gibt es keine vergleichenden Studien zum Preis pro getragene Stunde. Doch so viel ist sicher: Wenn wir Kleidungsstücke behalten, bis sie wirklich aufgetragen und nicht nur so lange, bis sie unmodern geworden sind, schneiden Wolle und Seide deutlich besser ab als Baumwolle.

Mehr noch als bei Wolle und Seide müssen wir die Arbeitsverhältnisse in Betracht ziehen, unter denen Baumwollkleidung hergestellt wird. Baumwollkleidung ist im Westen so spottbillig, weil bei der Produktion und Verarbeitung weder normale Arbeitsverhältnisse noch normaler Lohn berechnet werden. Die Zustände in der Baumwoll-Industrie sind alles andere als unproblematisch, wie dramatische Unglücksfälle in den sogenannten »Fabriken« in Bangladesch und Indien zeigen. Von einer guten Zusammenarbeit von Mensch und Natur kann hier nicht gesprochen werden. Baumwollkleidung steht im Verdacht, fast ausschließlich in nicht-nachhaltigem Anbau und nicht menschenwürdiger Verarbeitung hergestellt zu werden. Das liegt nicht an der Baumwolle. Aber als moderne Eltern kann man nicht die Augen davor verschließen.

Als Unterwäsche ist Baumwolle für Kinder nicht unproblematisch. Es ist vertretbar, sie als Oberbekleidung über Wolle-Seide-Unterwäsche zu tragen, weil sie so praktisch und billig ist. Und sie ist immer noch viel besser als Kunststoff.

Leinen

Leinen ist keine Samenfaser, sondern eine Bastfaser, und zwar vom Flachs. Es ist dieselbe Pflanze, aus der auch das Leinöl gewonnen wird. Die Pflanzen, die zur Ölgewinnung geeignet sind, sind nicht geeignet zur Leinenverarbeitung. Und umgekehrt: Die Flachspflanzen, die geeignet sind, um zu Leinen verarbeitet zu werden, produzieren wenig Öl.

Wenn die Pflanzen geerntet sind, muss zunächst ein Zerfallsprozess, ein sogenanntes »Rotten« herbeigeführt werden. Das kann auf freiem Feld oder in Wasserkübeln geschehen und bis zu einigen Wochen dauern. Dadurch werden die Bastfasern aufgeweicht und von ihrer festen Verbindung mit der Pflanze gelöst. Es folgen weitere mechanische Bearbeitungen mit Schwingen/Schlagen, Brechen und Hecheln.

Leinen wird ebenfalls schon seit Tausenden Jahren verwendet, und zwar nicht als Arbeitskleidung, sondern für die Gewänder von Priestern. Der Anteil des Leinens auf dem Markt ist in den letzten Jahrhunderten beständig gesunken, da es kaum mit der viel billigeren Baumwolle konkurrieren kann.

Es gibt viele übereinstimmende Eigenschaften. Die Faser nimmt Feuchtigkeit gut auf und gibt sie schlecht ab. Beide sind nicht elektrostatisch. Beide knittern.

Leinen kann für die Oberbekleidung von Kindern gebraucht werden. Oft ist es gemischt mit anderen Fasern.

Kunststoffe

Die meiste Kleidung, auch Kinderkleidung, wird aus synthetischem Material hergestellt. Synthetische Fasern werden hauptsächlich aus Erdölprodukten erstellt. Das sind uralte Pflanzenreste aus längst vergangenen Entwicklungsphasen der Erde. Konservierte Vergangenheit, könnte man sagen. Diese Eigenschaft hat der Mensch noch verstärkt, indem er daraus Produkte hergestellt hat, die kaum noch durch natürliche Prozesse abbaubar sind. Ein Teil des Erdöls wird als Brennstoff benutzt, womit wir Phänomene wie den sogenannten Treibhauseffekt verursachen. Ein anderer Teil wird zu fast unangreifbarem Material verarbeitet. Ein Teil dieses Materials wiederum wird so bearbeitet, dass wir es Textilien nennen: Stoffe, mit denen wir uns bekleiden. Dass diese meistens extrem feuergefährlich sind, wundert nicht. Das sich entwickelnde Ich braucht Kleidung, mit der eine behagliche Wärmeschicht um den ganzen Körper gelegt wird. Eine Schicht außerdem, die nicht abschließt, sondern umschließt und atmet.

Sehr viel Kinderkleidung wird aus Kunststoff hergestellt, sogar Nachtbekleidung und Babybekleidung. Wie verständlich das auch ist – Kunststoff ist geschmeidig, farbecht und läuft nicht ein –, so wenig wünschenswert ist es andererseits. Aus dem einfachen Gesichtspunkt: *Kleidung ist für ein Kind die Wärmehülle, in der sich sein Ich entwickeln kann,* da ist für synthetisches Material kein Platz. Kunststoff nimmt keine Feuchtigkeit auf und gibt sie nicht ab, er bildet keinen isolierenden Wärmepuffer, er passt nicht zu Kindern.

Können wir die große Gruppe der synthetischen Materialien undifferenziert ablehnen? Oder muss man doch einen Unterschied machen zwischen *sehr schlecht* (Plastik, Nylon) und *kaum schlecht* (Viskose, Thermounterwäsche)?

Meiner Meinung nach hängt die Antwort auf diese Frage vom Standpunkt ab, den Sie einnehmen. Von der Wolle- und Seide-Qualität aus betrachtet, müssen wir alle Kunststoffe rundheraus ablehnen.

Von den Anschaffungskosten und der Bequemlichkeit her bekommt Kunststoff einen ernstzunehmenden Stellenwert. Dann hat es auch Sinn, sich in die Art und Weise der Herstellung der Stoffe sowie in die Trage-Eigenschaften zu vertiefen.

Häufig gestellte Fragen

Kratzt Wolle nicht auf der Haut?

Stimmt, das gilt für grobe Wolle. Unterwäsche aus feiner Wolle oder aus Wolle und Seide kratzt nicht.

Ist Wollkleidung nicht anfällig gegen Mottenbefall?

Ja, wenn Sie keine Vorsichtsmaßnahmen treffen. Legen Sie Kernseife oder notfalls Mottenkugeln zwischen die Kleidung. Lieber aber nehmen Sie Kampfer oder Zedernholz, um Motten aus den Schränken zu halten. Lavendel, Kampfer und die ätherischen Öle aus Zedernholz sind Naturprodukte, die Insekten abstoßen.

Läuft Wolle nicht ein und verfilzt in der Wäsche?

Nicht, wenn sie ein Wollwaschprogramm und ein gutes Wollwaschmittel verwenden.

Reagieren Kinder nicht häufig allergisch auf Wolle?

Nein. Es gibt beinahe keine Wollallergie. Bei grober Wolle kann es Hautirritationen geben, das ist aber keine Allergie.

Besteht wirklich farbenfreudige Kinderkleidung nicht fast immer aus Kunstfaser?

Stimmt, Kunstfasern sind so bearbeitet, dass sie bunt gefärbt werden können und waschresistent sind. Davon abgesehen, kann auch Wolle sehr schön farbig gefärbt werden.

Ist Kleidung aus Wolle nicht viel zu teuer?

Das stimmt nicht, wenn man den Aspekt der Nachhaltigkeit nicht außer Acht lässt. Wenn Sie Ihren Kindern oft neue Kleider anziehen wollen, ist Kunststoffkleidung billiger.

Ist gegen Thermounterwäsche etwas einzuwenden?

Nein, aber verglichen mit Wolle ist Thermo zweite Wahl. Die isolierenden, sowie feuchtigkeits- und geruchsbindenden Eigenschaften der Wolle sind viel besser. Das Material der Thermokleidung ist einer ganzen Reihe von Bearbeitungen unterworfen, um Eigenschaften zu erreichen, die Wolle von Natur aus hat.

Säuglingsbekleidung

Wenn es um die Versorgung mit Wärme geht, bilden Säuglinge noch einmal eine eigene Gruppe. Durch ihren relativ großen Kopf und die offene Fontanelle können sie rasch Wärme verlieren. Und durch den ungeübten Wärmeorganismus können sie selbst ihre Temperatur nicht richtig korrigieren. Da sie die Wärme nur schwer loswerden, kommt es bei Hitze eher zum Wärmestau. Der versorgende Erwachsene hat bei Säuglingen also eine wichtige Aufgabe. Für den, der etwas mehr vom Wärmeorganismus weiß, ist der Anblick von Säuglingen, die mit unbedecktem Kopf und nackten Beinchen bei kaltem Wetter vorn auf dem Fahrrad befördert werden, nur schwer zu ertragen. Ebenso, wenn so ein Kleines ohne Kopfbedeckung im Kinderwagen auf einer heißen, sonnigen Terrasse steht, auf der die Eltern ihr Essen genießen.

Da im ersten Lebensjahr die Grundlage für den Wärmeorganismus gelegt wird, ist es sehr wichtig, dass Sie bei Ihrem Kind gerade in dieser Zeit sorgfältig mit der Wärme umgehen. Wie geschieht das?

Fühlen Sie regelmäßig an seinem Kopf, den Händen und den Unterseiten der Füße. Auf die Art lernen Sie den Wärmeorganismus kennen. Ein Säugling hat warme Beine und Füße, sonst stimmt etwas nicht. Die Händchen und die Nase dürfen – zumindest bei kaltem Wetter – kalt sein.

Achten Sie bei der Kleidung darauf:
- ob sie am Hals, an den Handgelenken und an den Füßen anschließt, um Wärmeverlust zu vermeiden;

- dass die Bewegungsfreiheit nirgends eingeschränkt wird;
- dass sie aus einem Stück besteht, also am Bauch nicht kneift;
- dass sie genügend Feuchtigkeit aufnehmen kann, sodass sich das Kind nicht immer wieder umziehen muss, wenn beim Essen oder Trinken gekleckert wird;
- dass sie ausreichend elastisch ist, sodass man beim Umziehen nicht an Ärmchen und Beinchen ziehen muss.

Keine Angst vor Mützen! Das Baby sollte im Freien oder in einem kalten Zimmer immer eine Mütze aus Wolle oder Seide tragen. Eine Baumwollmütze hat den Nachteil, dass sie abkühlt, wenn sie nass geworden ist, zum Beispiel, wenn ein Kind sich in den Schlaf geweint hat. Wählen Sie eine Schlupfmütze mit Bändern, die über Kreuz vom Rücken zur Brust befestigt werden. Sie lässt die Stirn frei, das ist wichtig für die Wärmewahrnehmung. Wenn Sie Fragen zur Mütze Ihres Babys bekommen, verweisen Sie auf dieses Buch.

Halten Sie ein Deckchen oder Umschlagtuch bereit. Das ist praktisch, wenn das Baby aus seinem warmen Bettchen gehoben wird, sauber gemacht werden oder für einen Augenblick mit Ihnen irgendwo draußen warten muss.

Benutzen Sie ein Körnerkissen oder eine warme (nicht heiße) Wärmflasche, um das Bettchen vorzuwärmen, die Temperatur des Babys konstant zu halten, es angenehm für Ihr Kind zu machen und ihm zu helfen, den Übergang in den Schlaf zu finden. Dabei immer eine schützende Schicht (zum Beispiel Molton) zwischen die Wärmflasche und das Kind legen.

Um die Wärme des Babys zu prüfen, halten Sie zwei Finger zwischen seine Schulterblätter. Wenn es sich klamm anfühlt, ist es wahrscheinlich zu warm. Zu dieser Überhitzung kann es auch in einer Tragehilfe kommen. Sorgen Sie dafür, dass die Wärme entweichen kann, aber die Hülle bleibt. Wenn das Kind einen heißen

Kopf und kalte Füße hat, legen Sie noch eine Wärmflasche dazu, um die Wärme nach unten abzuleiten.

Legen Sie Ihr Kind zum Schlafen unter einen atmenden Betthimmel und außerhalb von Zugluft vom Fenster oder der Tür.

Sorgen Sie dafür, dass die Arme angenehm warm bleiben, sodass sie sich nicht bewegen müssen, um warm zu werden (Bettjäckchen, Schlafsack mit Ärmeln).

Wärmflaschen

Sie sollten auf jeden Fall eine Wärmflasche oder ein Körnerkissen im Haus haben. Eine Wärmflasche auf dem Bauch oder an einer anderen schmerzenden Stelle ist ein Wundermittel. Ein paar Dinge sollten Sie allerdings wissen, um die Wärmflasche wirkungsvoll einzusetzen.
Von außen angebrachte Wärme mit Hilfe von warmen Tüchern, Wärmflaschen oder Körnerkissen tut nämlich nicht immer ihre Wirkung. Vielleicht haben Sie gemerkt, dass eine Wärmflasche manchmal nur für kurze Zeit wirkt. Das hat eine Ursache, die man ändern kann.

Die Wärme, die wir von außen an die Haut heranbringen, tut zweierlei: Erstens erwärmt sie passiv den Körperteil, genau wie eine warme Wärmflasche irgendeinen anderen Gegenstand erwärmen würde. Zweitens mobilisiert sie die eigene Körperwärme, um die herangebrachte Wärme zu neutralisieren. Diese Wärme, die durch die Aktivierung der eigenen Wärmeproduktion entsteht, ist die, die wir eigentlich mit der Wärmflasche anstreben. Anders ausgedrückt: Man verträgt so viel Wärme an einer bestimmten Stelle der Haut, wie man selbst zu dieser Stelle schicken kann, um sie zu neutralisieren. Bei noch mehr Wärme tritt zuerst eine Rötung und dann Verbrennung auf. Es ist also nachvollziehbar, dass das eine Kind eine lauwarme Wärmflasche schon als warm empfindet, ein anderes sich dagegen erst bei einer heißen Wärmflasche richtig wohlfühlt. Wenn ein Kind kalte Beine und Füße hat, ist es nicht sinnvoll, eine Wärmflasche an die Füße zu legen. Die sind für den Wärmeorganismus unerreichbar. Dann müssen Sie zuerst die Oberschenkel, die Knie und die Unterschenkel erwärmen und erst zum Schluss die Füße – wenn es dann überhaupt noch nötig ist. Viele Kinder mögen es, wenn man ihnen eine Wärmflasche unten an den Rücken oder auf den Bauch legt und bekommen dann von selbst warme Füße (Erwachsene übrigens auch).

Dieses Prinzip wirkt übrigens auch bei anderen äußeren Anwendungen wie Ingwerwickel, einer Meerrettichkompresse oder Kupfersalbe. Es ist nicht der Ingwer, der Meerrettich oder das Kupfer, die auf die Haut wirken, sondern die »Ingwerkraft«, die »Meerrettichhitze« und die »Kupferwärme«, die der Körper selbst zu der Stelle schickt, um den äußeren Einfluss zu neutralisieren.

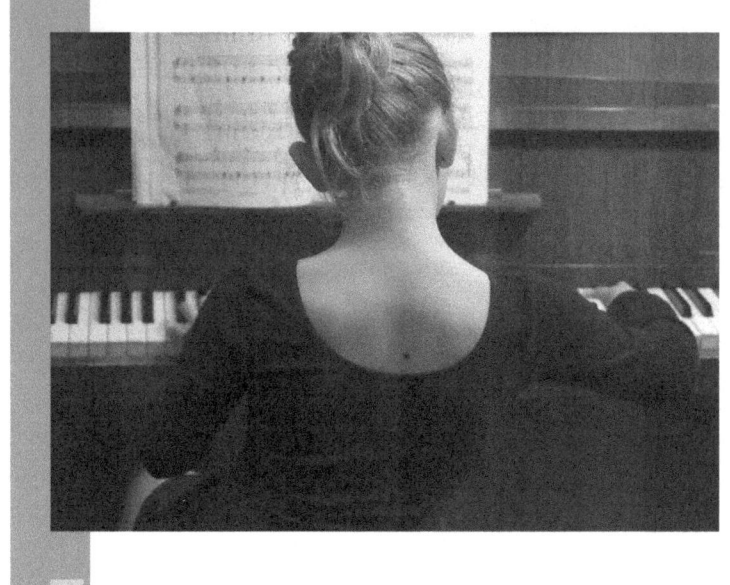

7 Therapie und Begleitung

Abschließend sollen jetzt einige Beispiele genannt werden, in denen bei einem Kind das Wärmeproblem eine Rolle spielt. Dabei werden, auch wieder als Beispiel, verschiedene Möglichkeiten aufgezeigt, die Eltern zur Verfügung stehen, und daneben die gezielte Therapie eines anthroposophischen Therapeuten. Ich möchte betonen, dass es sich hierbei um *Beispiele* handelt, nicht etwa um Vorschriften oder Rezepte.

Pascal

Ein besorgtes übermüdetes Elternpaar kam mit ihrem fünf Monate alten Pascal, der sehr viel weinte und sich erbrach, in die Sprechstunde. Pascal hatte feuchtkalte Händchen und Beinchen und fühlte sich sichtlich unglücklich. Das zentrale Problem lag hier auf der Ebene des Energiehaushalts. Wir haben dafür gesorgt, dass die Großeltern ein Wochenende lang für Pascal sorgen konnten, sodass sich die Eltern zwei Nächte lang ausschlafen konnten. Das war zwar nicht genug, um wieder ganz fit zu sein, aber genug, um nach dem Wochenende den Rhythmus in ihrem Leben wieder herzustellen. Es gelang schnell, feste Zeiten einzurichten, um Pascal zu trinken zu geben, mit ihm zu spielen und ihn ins Bett zu legen. Nach einer Woche ging es allen wesentlich besser. Pascal hatte warme Beine und Füße.

Josje

Josje, ein zweijähriges Kleinkind, ist dauernd erkältet. Ihr Stuhlgang ist dünn und übelriechend, und die Eltern beschreiben sie als reizbar und anstrengend. Josje isst gut, viele verschiedene Speisen, auch viel Rohkost. Dabei schmeckt sie nicht genau, was sie isst. Fieber hat sie nie, eher Untertemperatur. Das zentrale Problem lag hier im Stoffwechsel. Das Verdauen der Nahrung kostete sie so viel Kraft, dass sie nicht an ihre innere Wärme herankam.

Nun wurde die Diät darauf eingestellt: leicht verdauliches Brot, gekochtes Gemüse, eine Zeitlang keine Rohkost und zwei Esslöffel Sonnenblumenöl extra pro Tag. Daneben bekam sie eine Zeitlang rhythmische Massage. Josjes Gesundheit war nicht schlecht. Ruhige Massage des Rückens, von oben nach unten, half dabei, ihr »den Weg zu weisen« zum Stoffwechselgebiet unterhalb des Zwerchfells. Während der fünften Behandlung wurde sie vom Kopf bis zu den Zehenspitzen warm. Auch die Verdauung verbesserte sich, was die Eltern am Stuhlgang feststellen konnten. Nach sieben Behandlungen konnte Josje die Wärme auch in der Zeit zwischen den Behandlungen festhalten.

Tom

Der fünfjährige Tom wird angemeldet. Er hat keinen Mangel an Energie, sondern zu viel davon. Er kann schrecklich wütend werden. Dann platzt er vor Wut und schmeißt mit allem um sich, was er gerade in der Hand hat. Tom hat noch ein Problem: Er hat Mühe, sich auszudrücken. Das frustriert ihn furchtbar. Wenn Leute ihn nicht schnell genug verstehen, gerät er Bekannten gegenüber in Wut, Fremden gegenüber gibt er schnell auf. Wenn man genauer hinschaut, merkt man, dass Tom ziemlich unbeholfen ist. Er hat sehr viele Pläne, viel mehr, als er ausführen kann. Er hat meistens mindestens zehn Projekte am Laufen, von denen er nach Aussage der Eltern allerdings selten eines zu Ende bringt.

Es ist klar, dass mit Toms Energie alles in Ordnung ist und mit seinen Ideen auch. Doch die Verbindung zwischen beiden funktioniert nicht selbstverständlich. Diese Verbindung ist nicht auf eine der vier Wärme-Ebenen beschränkt, sondern ist zwischen Ebene 2 und 3 zu suchen. Es muss eine Übereinstimmung geben, eine Abstimmung zwischen einerseits den Plänen und Wünschen in der Seele (Ebene 3) und andererseits der zur Verfügung stehenden Energie (Ebene 2). Wenn diese Verbindung nicht gegeben ist, gibt es ein Abstimmungsproblem.

Toms Eltern erhalten nun Begleitung für den richtigen Umgang mit ihrem Sohn. Indem sie das Leben deutlich strukturieren und Tom gut darin begleiten, können sie viele seiner Wutausbrüche vermeiden. Tom erhält SI-Therapie (Sensorische Integrationstherapie). Das ist eine Form der Behandlung, bei der dem Kind mit Hilfe gezielt gesetzter Reize, also über das Tasten, die Bewegung und die Schulung des Gleichgewichts geholfen wird, besser in seinen Körper hineinzukommen. Die Therapie schlug bei Tom erstaunlich gut an. Er genießt die Spiele, bei denen der Therapeut noch einmal in eine viel jüngere Entwicklungsphase zurückgeht. Er beginnt in der Phase, in der üblicherweise die Verbindung zwischen gezieltem Planen und Handeln hergestellt wird, was bei Tom aber nicht im ausreichenden Maße stattgefunden hat. Nach sechs Behandlungen der SI-Therapie entscheiden wir uns für eine direkt daran anschließende Heileurythmie. Heileurythmie ist eine Bewegungstherapie, die das Ziel hat, dass das Kind lernt, seine Bewegungen nicht automatisch und nonchalant auszuführen, sondern mit ganzer Aufmerksamkeit dabei zu sein, sodass es weiß: *Ich mache dies*. Das war für Tom eine Herausforderung. Mit einem ordentlichen Schuss Humor und einer spannenden Geschichte, in die er sich hineinziehen ließ, gelang dies. Die Therapie war zuerst nicht länger als zehn

Minuten möglich. Nach wenigen Malen konnte Tom eine halbe Stunde konzentriert mitmachen.

Esther

Die 15-jährige Esther wird von ihren Eltern angemeldet, weil sie dauernd müde ist. Sie hat zu wenig Energie für die Hausaufgaben und oft auch für Dinge, die sie eigentlich gern tut, wie zum Beispiel Tanzen. Sie hat häufig in der Schule gefehlt. Der Hausarzt hat das Blut untersuchen lassen, aber nichts Auffälliges gefunden. Im Sprechzimmer begegnen wir einer gesund wirkenden jungen Dame. Während der Diagnose fällt kaum etwas Besonderes auf. Esther ist ein eher unauffälliges, angepasstes Mädchen. Die Pubertät verläuft ohne Stürme. Aus der Vorgeschichte fällt auf, dass Esther seit ihrem zweiten Geburtstag kein Fieber mehr gehabt hat. Sie ist ein paarmal umgezogen, wobei sie jedes Mal Freundinnen zurücklassen musste. Jetzt sind »alle ihre Freundin«, erzählt sie. Esther hat keine Krankheit, aber ein deutliches Gesundheitsproblem. Im Kern ist es ein Problem des Enthusiasmus, sie kann sich für nichts begeistern. Dadurch sind alle darunter liegenden Ebenen auch indifferent geworden. Auf der Ebene der Begegnungen ist sie brav, in ihrem Energiehaushalt nicht aktiv, physisch zu kühl. Da sich dies im Laufe vieler Jahre aufgebaut hat, ist zu erwarten, dass es wohl ein Jahr dauern wird, bis bei Esther die Energie wieder geweckt ist.

Wir arbeiten einen Weg mit ihr aus, bei dem sie grundsätzlich so viel wie möglich selbst die Regie führen kann. In ihrem Fall sah das so aus: Eine drastische Reduzierung ihres Schulprogramms, drei Mal pro Woche Hausaufgabenbetreuung, ein strukturiertes Tagesprogramm. Die Eltern bekamen Elternbegleitung, die darauf abzielte, Esther einerseits wie ein deutlich jüngeres Kind anzusprechen, andererseits aber auch, ihre Eigeninitiative zu stimulieren. Esther bekam künstlerische Therapie, unter anderem Malen in der Nass-in-Nass-Technik. Dabei wird mit dünner Aquarellfarbe auf feucht-nasses Papier gemalt. Esther führte Regie, der Therapeut zeigte ihr lediglich die notwendige Technik. Es wurden Szenen einer Geschichte gemalt, die während des Tuns entstand. Das Thema war: Reisen und nach Hause kommen. Esther genoss es. Nach drei Monaten ging sie wieder für halbe Tage zur Schule. Ihr ging es besser, aber noch nicht gut. Es wurde Zeit für einen nächsten Schritt. Esther wagte sich nun an die Musiktherapie. Darin ist der soziale Aspekt viel stärker vorhanden als in der künstlerischen Therapie. Sich mit den anderen abstimmen, pünktlich erscheinen, im Strom der Musik bleiben, die eigene Melodie halten und sich nicht herausbringen lassen, waren die wichtigsten Elemente in der Therapie. Am meisten liebte Esther die Chrotta, eine Art einfaches Cello mit 4 Saiten und einem schönen warmen Ton. Am Ende der Therapiezeit hat Esther beschlossen, Cello zu spielen.

Anthroposophische Therapien bei Wärmeproblemen

Hier folgen einige Interviews mit Mitarbeitern des Kindertherapeutikums in Zeist. Sie wurden nach den Gesprächen mit den betreffenden Mitarbeitern vom Autor aufgezeichnet.

Rhythmische Massage

Wie behandeln Sie ein Kind mit einem Wärmeproblem?
Das hängt vom Alter und von der Konstitution des Kindes ab. Ein kräftig gebautes Kind kann man viel direkter ansprechen als ein zart gebautes Kind. Die größte pädagogische Aufgabe im Baby- und Kleinkindalter liegt vor allem bei den Eltern, das beginnt schon mit der Auswahl der richtigen Kleidung. Das Kind in der Pubertät, oder eigentlich schon ab dem »Rubikon«, kann ich über die Massage selbst ansprechen. Ich versuche dann, den Wärmeorganismus zu aktivieren. Als Rubikon bezeichnen wir den Übergang vom kleinen zum größer werdenden Kind, was um das neunte oder zehnte Lebensjahr herum stattfindet.

Wie kann der Wärmeorganismus stimuliert werden?
Zuerst will ich herausfinden, ob es Blockaden gibt. Wenn beispielsweise in der Höhe des Nackens oder des Zwerchfells ein Widerstand vorhanden ist, kann die Wärme nicht strömen, sich nicht über den ganzen Körper ausbreiten. Dann hat es kaum Sinn, den Wärmeorganismus zu stimulieren. Zuerst arbeite ich also an den Widerständen. Manchmal reicht das schon aus.

Es ist also oft genügend Wärme vorhanden,
die aber nicht freiwerden kann?
Genau, vor allem bei Kindern in der Pubertät geschieht das öfter. Aber es gibt natürlich auch Kinder, bei denen der Wärmehaushalt ein sensibler Punkt ist. Bei denen brennt das Feuer im Herd sozusagen nicht stark, oder, ebenfalls bildlich gesprochen, stehen die Fenster immer offen, sodass die Wärme wieder wegzieht, anstatt sich im Raum auszudehnen.

Woran sehen Sie, dass die Wärme wegzieht?
Manche Kinder haben im wörtlichen Sinn eine dünne Fettschicht, sie isolieren sich selbst nur unzureichend. Bei anderen Kindern ist es eher so, dass sie sich nicht genügend abgrenzen. Das sind oft die übersensiblen Kinder. Doch auch Kinder, die von der Anlage her wach und offen für Sinnesreize sind, also weniger Verbindung mit ihrem Stoffwechsel haben, verlieren leichter ihre Wärme. Wenn man ihnen durch die Massage hilft, mehr (innere) Verbindung mit ihrem Körper zu bekommen, lernen sie es eher, wahrzunehmen und sich abzugrenzen.

Ist das ein Problem zwischen dem zentralen
und dem peripheren Ich?
Das könnte sein, ja. Ich drücke es gegenüber den Eltern und den Kindern so aus, dass sie in ihrem Nacht-Modus steckenbleiben. Bei uns allen zieht nachts die Wärme heraus. Deshalb schlafen wir meistens unter einer Decke.

Kann Massage hier helfen?

Nur indirekt. Wenn das Kind dank der Massage besser in seinen Körper kommt, ist auch seine Wärme besser zentriert, mehr bei ihm selbst. Das hilft gegen den Verlust der Wärme.

Und die Kinder mit zu wenig Fett?

Bei ihnen muss man verstärkt auf die Kleidung achten. Ich kann ihnen natürlich mit Massage helfen, wie ich schon sagte. Oft fragen Eltern, ob sie selbst auch massieren können und welches Öl sie dann benutzen sollen. Dagegen ist natürlich nichts einzuwenden, dass Eltern ihr Kind massieren und dabei ein gutes Öl benutzen. Ich rate oft dazu, sich eine Kupfersalbe anzuschaffen. Die wirkt wunderbar bei kalten Füßen, kaltem Rücken oder Bauch. Kupfer sorgt dafür, dass die Wärme nicht so leicht nach draußen entweicht.

Morgens vor der Schule und abends vorm Einschlafen die Füße mit Kupfersalbe einzureiben, verhindert viel Schniefen oder Kopfschmerz und erleichtert das Einschlafen. Lavendelöl ist gut vor dem Einschlafen, anregendes Rosenöl für den Tagesbeginn. Sie helfen Ihrem Kind damit, in Gang zu kommen bzw. den Tag zu beschließen. Wenn ein Kind mehr Hilfe braucht, ist es besser, die Massage einem Physiotherapeuten zu überlassen, dann ist Therapie im Sinn einer »therapeutischen« Massage nötig.

Wie behandelt man Kinder, die eine geringe Wärmeproduktion haben?

Die Massage des Bauches aktiviert den Stoffwechsel. Die Oberschenkel gehören aus Sicht der Massage zum Bauch, die werden also auch massiert.

Ist es das, was man Aufbaumassage nennt?

Nicht genau. Bei der Aufbaumassage handelt es sich nicht so sehr um die Wärme, sondern um die Vitalität im Allgemeinen. Dabei spielt die Wärme natürlich auch eine Rolle.

Und welche?

Alles beginnt mit der Wärme. Wenn ein Kind zu wenig Wärme hat, sind alle Prozesse verlangsamt, also auch die Aufbauprozesse. Wenn ich mit Massage ein Problem lösen will, so rufe ich zuerst die Wärme zu Hilfe. Es gibt Differenzierungen in den Massagegriffen. Mit jedem Massagegriff spreche ich das Kind auf verschiedene Art an. Das kann unter anderem durch Wärme geschehen. Durch die Wärme kommt Bewegung ins Ganze, es kann strömen und erreichbar werden. Dann lösen sich die Barrieren auf, und das Kind kommt besser in seinen Körper hinein. Wie schon gesagt, brauche ich manchmal gar nicht mehr zu tun. Die Selbstheilungskräfte von Kindern sind gewaltig.

Gelingt es auch manchmal nicht?

Wenn ein Kind überempfindlich gegen Berührung ist, wird Massage nicht der erste Zugang sein. Manchmal merke ich, dass wir mit der Massage nicht vorankommen. Während der Behandlung geht es recht gut, und beim nächsten Mal fangen wir wieder von vorn an. Dann gibt es oft irgendetwas, das das Kind daran hindert, gesund zu werden. Kummer, Spannungen, was auch immer, wodurch das Kind sich sprichwörtlich mit seiner Wärme zurückzieht.

Wie erlernt man Massage?

Für die anthroposophische Massage, die *Rhythmische Massage*, gibt es eigene Ausbildungsgänge in den Niederlanden und in Deutschland. Diese Ausbildung kann nach der normalen physiotherapeutischen Ausbildung stattfinden und dauert in einer Teilzeitvariante zwei Jahre.

Künstlerische Therapie: Malen, Zeichnen, Plastizieren

Welche Form der künstlerischen Therapie bietet sich an, wenn Sie ein Kind mit einem Wärmeproblem in Behandlung bekommen?

Das kommt drauf an. Die individuelle Problematik des Kindes, sein Alter und die Konstitution bestimmen, welchen Zugang ich wähle. Wenn zu viel Wärme da ist, beispielsweise bei Entzündungen und Fieber, versuche ich, Ruhe zu bringen, indem ich das Kind große, übersichtliche Formen malen lasse. Ich achte darauf, dass der Pinselstrich ruhig wird. Wenn ein Kind von sich aus aktive Farben wie Rot oder Orange wählt, versuche ich, dies mit anderen Farben ins Gleichgewicht zu bringen. Dafür ist Siena oft geeignet, oder andere Braunfarben. Man kann auch von diesen rötlichen Farben mehr zu Blautönen übergehen, die einen kühleren Charakter haben.

Was muss man bei dieser Art des Formenzeichnens beachten?
Formenzeichen erfordert ziemlich viel Konzentration, Formkraft und Übung. Für manche Kinder ist das zu viel, sie werden dann gereizt. Für andere Kinder ist es jedoch geeignet: Dann lasse ich sie beispielsweise mit großen Formen eine Spirale nach innen und wieder nach außen zeichnen. Auch andere sich wiederholende Formen bieten sich an, wobei der Rhythmus das Entscheidende ist.

Das Entgegengesetzte: Was können Sie für fröstelige Kinder tun?
Das sind oft schmächtige Kinder oder solche, die sich zurückgezogen haben, sei es durch aufrührende Ereignisse oder durch Überbelastung. Es kommt also wieder darauf an, wo die Ursache liegt. Immer aber wird man zunächst eine geschützte Atmosphäre schaffen, damit das Kind eine Vertrauensbeziehung aufbauen kann. Die Kinder müssen Mut fassen, merken, dass sie etwas können. Dann können sie sich begeistern, und die Wärme stellt sich von selbst ein. Es hilft schon, wenn man ihnen die Technik beibringt: Wie geht man mit dem Pinsel um, mit der Farbe, wie stellt man Übergänge her? Die meisten Kinder wollen gern etwas lernen. Wenn Kinder viel mitgemacht haben, brauchen wir oft lange, bevor sie sich eingewöhnt haben, Vertrauen entwickeln können. In der Phase muss man nicht ausprobieren, sondern bestätigen und noch einmal bestätigen.

Wie lange kann das dauern?
Manchmal Wochen, oft Monate.

Hat Plastizieren auch einen Platz bei der Behandlung von
Wärmeproblemen?
Mit dem Plastizieren muss man aufpassen, wenn Kinder aus sich
heraus wenig Kraft und Wärme haben. Es ist eine Herausforderung, zumindest wenn man richtig plastizieren will. Das Formen
von Ton erfordert Formkraft. Zuerst muss der Ton durchgeknetet
und erwärmt werden. Wenn man das in einem falschen Augenblick
verlangt, kann sich eine Erkältung festsetzen. Oder man verursacht
einen Migräneanfall.

Das ist erstaunlich. Künstlerische Therapie kann also auch
Nebenwirkungen haben?
Nicht, wenn man kleine Schritte setzt, Humor behält, ausreichend
Abwechslung bietet, rechtzeitig hilft und so weiter.

Was bietet sich bei Kindern in der Pubertät besonders an?
In der Pubertät ist es wichtig, Begeisterung und Interesse zu wecken.
Das ist auch eine Form von Wärme. Jetzt kann es sehr gut passen,
beispielsweise ein Schloss oder ein anderes Gebäude zu plastizieren.
Beim Malen ist ab dem zehnten Lebensjahr auch das *Schleiern* eine
wunderbare Technik. Dabei werden mit dünn aufgelöster Farbe dünne Farbschichten auf trocknes Papier gelegt. Das erfordert eine feste
Hand, Sorgfalt und Geduld, denn die Farbe muss zwischendurch
immer antrocknen. Doch das Resultat ist meistens überraschend.
Schleiern erfordert sowohl Sensibilität als auch Distanz, und das ist
für den pubertierenden jungen Menschen sehr gut.

Das klingt für mich nach großer Genauigkeit.
Wo kann man das lernen?
Künstlerische Therapie kann man in den Niederlanden an der
Hogeschool in Leiden im Rahmen einer vierjährigen Fachhoch-

schulausbildung lernen. In Deutschland gibt es zum Beispiel die Alanus Hochschule für Kunst und Gesellschaft in Alfter bei Bonn sowie die Hochschule für Künste im Sozialen in Ottersberg nahe Bremen. Um mit Kindern richtig arbeiten zu können, müssen Aufbaukurse folgen.

Eine letzte Frage: Wärme ist Energie, Unbändigkeit. Was Sie erzählen, klingt aber alles so beherrscht. Wie passt das zusammen?
In der künstlerischen Therapie wird man nicht in der Weise warm, wie man beim Bildhauern warm wird, indem man seine Muskeln benutzt. Hier geht es vielmehr um die innerliche Beteiligung, die Bestätigung, darum, Begeisterung zu wecken. Das ist mehr die stille Wärme.

Musiktherapie

Selber Musik machen und hören. Sind das die Grundelemente der Musiktherapie? Und hängen sie zusammen damit, Wärme zu wecken und abzukühlen?
Im Großen und Ganzen schon. Aktiv Musik zu machen, weckt das Engagement, und das ist Wärme. Andererseits stimmt es auch nicht. Wenn ein Kind sich selbst verliert im Musizieren, kühlt es ab, und wenn es dabei besonders ehrgeizig ist, ebenfalls. Auf der anderen Seite kann aktives Hören innerlich etwas aufwecken, es kann einen durchwärmen, durchglühen.

Lauschen schenkt Ruhe und Struktur. Es kann wilde, ziellose Energie zur Ruhe bringen.

Gibt es bestimmte Musikinstrumente, die Sie gern bei Kindern mit einem Wärmeproblem einsetzen?
Es hängt davon ab, wo das Problem liegt und wie alt das Kind ist. Ich nenne ein Beispiel: Bei einem Kleinkind mit einer chronischen Mittelohrentzündung mit Fieber nehme ich oft den klaren, hohen Ton des *Streichpsalters*, einer Art Zither, bei der die Saiten aber mit

einem Bogen gestrichen und nicht gezupft werden. Die Wirkung ist ähnlich der des Meerrettichs, eine gezielte, strukturierte, geradlinige Wärme. Ein weiteres Beispiel: ein fünfzehnjähriges Mädchen mit Migräne. Es ist zu viel Blut in ihrem Kopf, also auch zu viel Wärme. Bei ihr wäre der Streichpsalter nicht angebracht. Ich würde eher mit einem ruhigen Streichen auf der Chrotta beginnen. Der Klang ist wie ein warmes Bad. Dabei kann sie sich entspannen, was aber nicht zu einseitig sein sollte, denn dadurch würde sich die Migräne gerade wieder verschlimmern. Es geht also darum, rechtzeitig etwas zu tun, was auf eine entspannte Art dennoch Struktur bringt. Vielleicht eine nach unten abfallende Melodie mit einem bestimmten Rhythmus, zum Beispiel kurz-kurz-lang-lang.

Es heißt, bestimmte Töne besitzen bestimmte Qualitäten.
Gibt es wärmende Töne?
Ja, sicher, das gestrichene G auf der Chrotta hat eine wohltönende, warme, umhüllende Qualität. Das C dagegen ist viel aktiver, aufweckend, in Bewegung setzend. Es ist kein Zufall, dass das C für die meisten modernen Menschen der Grundton ist.

Gilt auch für Intervalle etwas Derartiges?
Jedes Intervall hat seine eigene Qualität. Ein deutliches Beispiel ist die Quart, wie in dem bekannten »Im Märzen der Bauer«. Das steht fest, ist sozusagen ein Statement. Die Terz ist viel emotionaler, daher gibt es auch die kleine und die große Terz. Die kleine erwärmt die Innenwelt, mit der großen schenkt man der Außenwelt seine Wärme.

Hat Musik als solche etwas mit Wärme und Kälte zu tun?
Ich meine: Ist Musik nicht ein ganz anderes Element als die vier Ebenen der Wärme?
Es kommt darauf an, wie man es betrachtet. Wenn man Musik macht und vor allem, wenn man Musik lauscht, öffnet man ein kleines Fenster. Bei manchen musikalischen Kindern stehen diese Fenster von selbst schon offen. Sie sind in der Welt von Klang

und Intervallen zu Hause. Ich nenne das die objektive Musikwelt. Daraus schöpfen große Komponisten ihre Inspiration. Bei einigen Kindern waren diese Fenster noch nie geöffnet, dann ist Musiktherapie wunderbar.

Gibt es Kinder, für die Musiktherapie nicht das Richtige ist?
Ich weiß nicht, ob man das generell so sagen kann. Natürlich gibt es bei manchen Kindern Widerstand. Wenn man Musik macht, gibt man etwas von sich preis. Das ist bei Kindern besonders stark ausgeprägt. Für ein scheues, zurückgezogenes Kind ist Musiktherapie manchmal eine zu große Herausforderung.

Die meisten Kinder lernen mit Vergnügen, verschiedene Musikinstrumente zu spielen, es ist eine Herausforderung. Wenn sie die annehmen, sind sie in der Regel bald begeistert. Mit dieser kleinen Flamme kann ich dann weitermachen.

Ich kann jedem Kind auf musikalischem Gebiet etwas beibringen, die meisten Kinder wollen gern lernen. Ich setze Musik manchmal als Training für soziale Fähigkeiten ein. Gemeinsames Musizieren ist ganz objektiv. Man muss seinen eigenen Part spielen und gut auf den anderen achten. Für Kinder mit einem Problem im autistischen Spektrum ist das oft herrlich: objektiv sozial.

Wie wird man Musiktherapeut? Muss man zuvor Musiker sein?
Wenn man eine musikalische Schulung hinter sich hat, ist es sicher einfacher, Musiktherapie zu erlernen, es ist aber keine Voraussetzung. Man muss natürlich gute Ohren haben.

Heileurythmie

Wie beginnen Sie mit Heileurythmie, wenn ein Kind ein Wärmeproblem oder ein Energieproblem hat?
Eurythmie ist Bewegung. Und zwar bewegt man sich so, dass man mit seiner ganzen Aufmerksamkeit dabei ist. Dann wird man sowieso warm. Mit der Heileurythmie kann man sehr genau und

gezielt in dem Bereich der Konstitution arbeiten, in dem etwas zu viel oder zu wenig vorhanden ist. Also eigentlich sind die Möglichkeiten unendlich.

Geben Sie ein Beispiel.
Wenn ein Kind seine Wärme leicht weggibt, da es zu offen ist, kann man ihm mit dem B beibringen, auch etwas für sich zu behalten.

Das B?
In der Eurythmie werden die Klänge des Alphabets durch eine bewegende Gebärde zum Ausdruck gebracht. So macht man beim B eine umhüllende Gebärde. Dadurch verstärkt man das Gefühl: *Ich habe eine Grenze.* Es gibt eine Innenwelt und eine Außenwelt. Das Schöne daran ist, dass man bei Eurythmie selbst nicht zu sprechen braucht. Das Kind erlebt es einfach.

Und wenn das Kind zu wenig Wärme hat, leicht friert?
Dann muss man aufpassen, dass man nicht zu aktiv loslegen will. Zum Beispiel anfangs nicht im Stehen, sondern im Sitzen Eurythmie machen. Das B ist dann richtig. Für die kleineren Kinder wird diese Bewegung natürlich in Bilder gebettet, da nimmt man ein Gedicht, in dem man ein Häuschen baut und darin baut man dann noch fleißig weiter. Im Inneren kann man den Wärmequell anbohren mit OE und O. Das OE ist eine stark auf den mittleren Körperbereich gerichtete Gebärde. Das bringt einen zu sich selbst. Das O entsteht mit den Armen, indem ein kräftiger Kreis geformt wird, sodass man richtig die Muskeln spüren kann. Das spricht die Innenwelt an, in der man sich wohlfühlen kann. Dort brennt sozusagen das Feuer im Ofen. Es gibt gezielte Übungen, um den Kreislauf zu stimulieren, oder um den Aufbaustoffwechsel zu stärken.

Können Sie erklären, wie das funktioniert? Ein Kind hat zu wenig Energie, ist müde, und dann heilen Sie es, indem es Energie benutzt, durch Bewegung?

Ja, einige Kinder sind gerade müde und kraftlos, weil sie sich *zu wenig* bewegen. Ihr Organismus hat es verlernt, Bewegung zu suchen. Es hat zu viel im Auto oder vor dem Bildschirm gesessen. Sehr viele Kinder bewegen sich nicht einmal eine halbe Stunde am Tag, auch Kleinkinder nicht – das ist ein Drama. Solche Kinder muss man nach und nach stärken. Die Eurythmie hat eine medizinische Wirkung, *ist* eigentlich Medizin. Eurythmie ist ideal, weil man mit wenigen großen und nicht anstrengenden Bewegungen dennoch sehr intensiv tätig sein kann.

Sie sprechen von Eurythmie. Wo liegt der Unterschied zwischen Eurythmie und Heileurythmie?
Sie haben recht. Der mangelnden Bewegung kann auch mit normaler Eurythmie begegnet werden. Beispielsweise kann man mit einer ganzen Schulklasse in der Eurythmie ein Gedicht sichtbar machen. Mit der Heileurythmie geht man einen Schritt weiter. Bestimmte Klänge werden mehrfach wiederholt. Dadurch verstärkt man die Wirkung in einer ganz bestimmten Richtung und arbeitet therapeutisch.

Gibt es Übungen, in denen die Begegnung im Mittelpunkt steht? Eine Art »soziale Fertigkeits-Eurythmie«?
Heileurythmie wird meistens individuell gegeben. Doch es gibt eine Reihe Übungen für zwei oder mehr Menschen. Dabei werden beispielsweise Figuren spiegelbildlich im Raum gelaufen. Das ist gar nicht so einfach, wie es sich vielleicht anhört, wir sollten es häufiger tun. Aber die Grundlage für die Begegnung ist doch, dass man sich wohlfühlt in seiner eigenen Haut, und dazu braucht es zuerst das Individuelle.

Die Schlussfrage: Wie wird man Heileurythmist?
Man bekommt zuerst eine allgemeine Ausbildung in der Eurythmie als Kunstform. Man muss die eurythmische Sprache ganz genau kennen. Danach gibt es an verschiedenen Orten auf der ganzen

Welt, unter anderem in Den Haag, Dornach in der Schweiz oder Unterlengenhardt in Süddeutschland eine Zusatzausbildung zum Heileurythmisten. Dabei lernt man viele Krankheitsbilder und Einseitigkeiten kennen und erkennen, lernt ihren Zusammenhang mit bestimmten Klängen.

Ernährungstherapie

Ernährung und Wärme. Mir scheint, dass es zwischen den beiden doch eine deutliche Beziehung geben muss. Was hat Ernährung außer warmem Brei zu bieten?

Ob ein Kind seine Nahrung als Energiequelle, Kraftquelle und Wärmequelle gebrauchen kann, hängt davon ab, ob es richtig verdauen kann. Wenn das der Fall ist, verträgt es kräftiges, schweres Essen. Es genießt die Mahlzeiten, wird nicht belastet dadurch und fühlt sich nach dem Essen stark. Für schlecht verdauende Kinder ist die Verdauungsarbeit oft zu viel. Das Essen bekommt ihnen nicht, der Bauch protestiert, Essen macht ihnen keine Freude. Rohkost können beispielsweise nicht alle Kinder gut verdauen. Daran müssen sie sich manchmal sehr gewöhnen. Auch Kohl, Hülsenfrüchte und Zwiebelgewächse vertragen nicht alle Kinder. Blumenkohl, Brokkoli und grüne Erbsen bereiten kaum einem Kind Schwierigkeiten.

Und Obst?

Ausgereiftes Obst ist meistens leicht verdaulich. Durch den Zucker ist es auch eine einfache Energiequelle. Das heißt aber nicht, dass es zugleich eine Hilfe für den Wärmehaushalt ist. Das Kind muss lernen, Nahrung zu verdauen und die Wärme, die darin verborgen ist, herauszuholen. Die Arten von Zucker, die man schnell aufnehmen kann, tun für den Moment ihre Wirkung, lassen danach aber ein Leere zurück.

Also kein Obst?

Doch, sicher, aber besser keinen raffinierten Zucker.

Eltern denken manchmal, ihr Kind sei müde, weil es zu schlecht isst. Sie ergänzen den möglichen Mangel mit Multivitaminen. Wie stehen Sie dazu?
Multivitamine sind fast nie notwendig. Mängel gibt es kaum. Multivitamine können für einen Augenblick einen »Schuss« Energie geben, aber das ist eine Täuschung.

Ist es gut, Kindern scharf gewürztes Essen zu geben?
Wenn ein Kind selbst viel Feuerkraft hat, wird es beispielsweise Pfeffer oder Ingwer schon vertragen, da die Schärfe gewissermaßen neutralisiert wird. Aber die meisten Kinder sind nicht so cholerisch. Sie können vielleicht die etwas vorsichtigere Wärme von Kamille oder Lindenblüten gut vertragen. Oder andere Kräuter, wie die Samen von Doldenblütlern, beispielsweise Fenchel und Anis. Eine Kürbissuppe mit etwas Curry mögen viele Kinder.

Kann ein Kind durch Ernährung lernen, besser zu verdauen?
In geringem Maße ist das möglich. Um zu verdauen, muss man sich wohl in seiner Haut fühlen. Dafür ist die Atmosphäre bei Tisch maßgeblicher als das, was genau auf den Tisch kommt. Je mehr die Mahlzeiten Orte der Begegnung sind, desto weniger Schwierigkeiten wird das Kind mit der Verdauung haben.

Dazu kommt das Schmecken. Durch Geruch und Geschmack wird der Verdauungsprozess vorbereitet, eingestellt. Eine große Hilfe ist es, wenn es auch noch hübsch aussieht. Schlechte Esser können ihr Essen oft besser schmecken und essen auch besser, wenn sie beim Zubereiten der Mahlzeit geholfen haben. Es ist nicht nur respektlos gegenüber dem Koch, das Essen in sich hineinzuschaufeln. Damit »überspringt« man zusätzlich den Wahrnehmungsprozess, über den eben gesprochen wurde, was mit sich bringt, dass sich der Stoffwechsel nicht auf Empfangen und Verdauen einstellt. In diesem Zusammenhang denke ich manchmal, es sollte ein Sensor in jedem TV-Gerät installiert sein, der registriert, ob jemand beim Fernsehen isst, und dann das Gerät abschaltet.

Möchten Sie von sich aus noch etwas ergänzen?
Vielleicht noch ein paar Worte zu den Themen Allergie und Intoleranz. Unzählige Kinder vertragen bestimmte Nahrungsmittel nicht. Dabei handelt es sich durchaus nicht immer um eine echte Allergie. Es existiert eine Grauzone zwischen Intoleranz, mangelnder Verträglichkeit und Appetitlosigkeit. Es gibt Kinder, die untrüglich fühlen, was sie nicht vertragen und das dann auch nicht essen wollen. Doch gibt es auch Kinder, die Bauchweh bekommen, wenn sie etwas essen, das sie nicht mögen. Im Allgemeinen gilt: Je wohler ein Kind sich in seiner Haut fühlt, desto besser kann es verdauen. Wenn das Bauchweh zu einem angeschwollenen Bauch, zu übelriechenden Blähungen und Durchfall führt, liegt der Verdacht einer echten Intoleranz näher. An sehr viele Nahrungsmittel können sich sogenannte intolerante Kinder gewöhnen. Drei Mal Probieren reicht nicht aus. Vielleicht zehn Mal im Laufe einiger Wochen.

Können Sie Eltern dabei helfen, das herauszufinden?
Ja, und das mache ich gern.

Wo haben Sie das alles gelernt?
Ich habe eine Ausbildung zum Ernährungsberater auf dem Kraaybeekerhof in der Nähe von Utrecht gemacht.

Literatur

Albonico, H. U., »Häufigkeit fieberhafter Infektionskrankheiten im Kindesalter in der Vorgeschichte von Karzinompatienten«, in: *Der Merkurstab* 49/1996, S. 1–19.

Glöckler, Michaela / Goebel, Wolfgang / Michael, Karin, *Kindersprechstunde. Ein medizinisch-pädagogischer Ratgeber.* Stuttgart [20]2015.

Schoorel, Edmond, *De eerste zeven jaar.* Zeist [4]2014 (Niederländisch).

Simonis, Werner-Christian, *Wolle und Seide. Der Mensch als Wärmewesen und seine Bekleidung.* Stuttgart [2]1995.

Soesman, Albert, *Die zwölf Sinne: Tore der Seele.* Stuttgart [3]2012.

Steiner, Rudolf, *Die Geheimwissenschaft im Umriss.* Basel [31]2013.

ders., *Das Geheimnis der menschlichen Temperamente.* Basel [3]2012.

Bildnachweis

Shutterstock: 7 (My Good Images) | 11 (Dmytro Vietrov) | 18 (ISchmidt) | 37 (Wendy Riseborough) | 50 (Sergey Toronto) | 61 (kotanya)
Photocase: 14 (Francesca Schellhaas) | 82 (Gerti G.)
Christofoor: 20, 22, 23

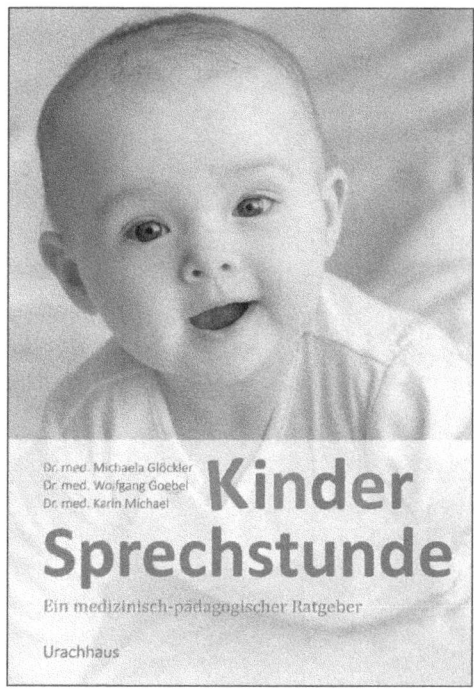

Dr. med. Michaela Glöckler, Dr. med. Wolfgang Goebel
und Dr. med. Karin Michael

Kindersprechstunde

Ein medizinisch-pädagogischer Ratgeber

720 Seiten, mit 170 farb. Abb., gebunden
ISBN 978-3-8251-7928-1

Die Kindersprechstunde ist das Standardwerk in allen Fragen nicht nur
der Gesundheit, sondern auch der Erziehung. Entscheidend dabei ist
der ganzheitliche Ansatz der Autoren: Erziehung und Gesundheit des
Kindes lassen sich nicht voneinander trennen. Eine gesunde Erziehung
wirkt sich bis tief in die körperliche Entwicklung aus.

Urachhaus

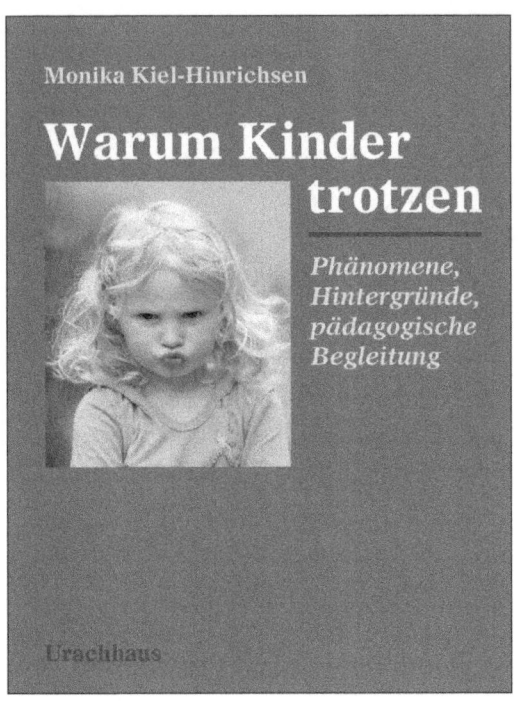

Monika Kiel-Hinrichsen

Warum Kinder trotzen

Phänomene, Hintergründe, pädagogische Begleitung

122 Seiten, kartoniert
ISBN 978-3-8251-7863-5

In jeder Familie gefürchtet: das Trotzalter! Urplötzlich und völlig unvermutet kommt ein Ausbruch: dann wird gebockt, gebrüllt, getrampelt – nichts und niemand kann helfen. Was tun? Mit einer einfühlsamen Darstellung bietet die Autorin eine Verständnisgrundlage für die frühkindliche Trotzphase und die damit zusammenhängende Persönlichkeitsentwicklung. Die Fülle von Anregungen kann zu einem eigenen Erfahrungsschatz werden, aus dem in dramatischen Augenblicken geschöpft werden kann, ohne den Willen des Kindes zu brechen.

Urachhaus

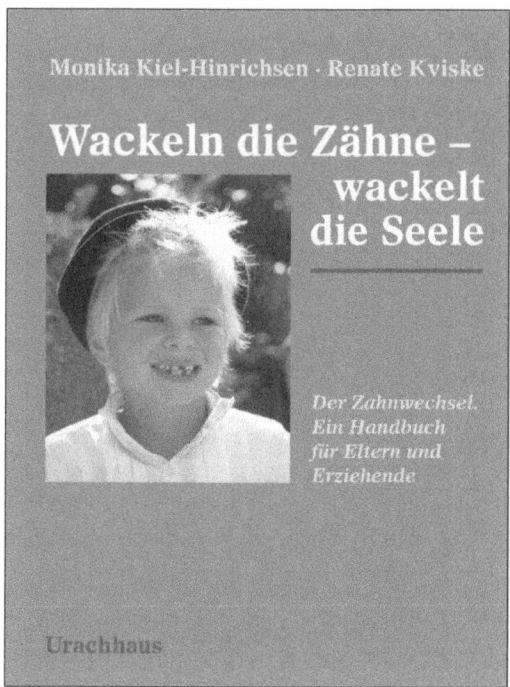

Monika Kiel-Hinrichsen und Renate Kviste

Wackeln die Zähne – wackelt die Seele

Der Zahnwechsel. Ein Handbuch für Eltern und Erziehende

117 Seiten, 16 Abb., kartoniert
ISBN 978-3-8251-7297-8

Nur wenige Eltern rechnen damit, dass die Zeit des Zahnwechsels eine harte Probe für die Beziehung zu ihrem Kind werden kann.

Die Waldorfpädagogin Monika Kiel-Hinrichsen und die Zahnärztin Renate Kviske möchten sowohl aus pädagogischer als auch aus zahnmedizinischer Sicht ein tieferes Verständnis dafür bilden, was in den Kindern während des Übergangs ins zweite Jahrsiebt vor sich geht, und geben den Eltern Erziehungsratschläge und praktische Tipps, damit sie ihren Kindern diesen Schritt erleichtern können.

Urachhaus